ਹੈਲਥ ਸੈਂਟਰ ਮੈਨੇਜਮੇਂਟ

(Health Centre Management)

(As Per the Latest Syllabus of INC)

Rahish Chand Suthar MSc Nursing (Med Surg)
Lecturer
Meera Medical Institute of Nursing
and Hospital, Abohar, Punjab, India

JAYPEE BROTHERS MEDICAL PUBLISHERS (P) LTD
New Delhi • London • Philadelphia • Panama

Jaypee Brothers Medical Publishers (P) Ltd.

Headquarter
Jaypee Brothers Medical Publishers (P) Ltd
4838/24, Ansari Road, Daryaganj
New Delhi-110 002, India
Phone: +91-11-43574357
Fax: +91-11-43574314
Email: jaypee@jaypeebrothers.com

Overseas Offices

J.P. Medical Ltd
83 Victoria Street, London
SW1H 0HW (UK)
Phone: +44-2031708910
Fax: +02-03-0086180
Email: info@jpmedpub.com

Jaypee-Highlights Medical Publishers Inc.
City of Knowledge, Bld. 237, Clayton
Panama City, Panama
Phone: + 507-301-0496
Fax: + 507-301-0499
Email: cservice@jphmedical.com

Jaypee Brothers Medical Publishers Ltd
The Bourse
111 South Independence Mall East
Suite 835, Philadelphia, PA 19106, USA
Phone: + 267-519-9789
Email: joe.rusko@jaypeebrothers.com

Jaypee Brothers Medical Publishers (P) Ltd
17/1-B Babar Road, Block-B, Shaymali
Mohammadpur, Dhaka-1207
Bangladesh
Mobile: +08801912003485
Email: jaypeedhaka@gmail.com

Jaypee Brothers Medical Publishers (P) Ltd
Shorakhute, Kathmandu
Nepal
Phone: +00977-9841528578
Email: jaypee.nepal@gmail.com

Website: www.jaypeebrothers.com
Website: www.jaypeedigital.com

Inquiries for bulk sales may be solicited at: jaypee@jaypeebrothers.com

ਹੈਲਥ ਸੈਂਟਰ ਮੈਨੇਜਮੈਂਟ (Health Centre Management)

First Edition: 2013

ISBN 978-93-5090-486-2

Printed at Rajkamal Electric Press, Plot No. 2, Phase-IV, Kundli, Haryana.

PREFACE

A unique piece of wort, fills up the gap of a properly written book on Health Centre Management as per the INC syllabus for ANM. Among all other books of Health Centre Management available in the market, this book is an excellent guide for ANM students, encompasses all the aspects Health Centre Management. This book is your source for the most current, compact and comprehensive knowledge of the subject. Seeing the phenomenal growth of the subject, not only in the minds of the people but also in their attitudes, this book besides being a textbook is also a personal guide to people who have not only given priority to their health but also given it the first place in their lives.

Rahish Chand Suthar

ACKNOWLEDGMENTS

First of all, I pray to God "*Guru Jagnath Ji*" for his divine intervention and blessing which enabled me to achieve my goal. It is my honour and privilege to express my gratitude for my father Shri Bhagi Rath Patodia, mother Mrs Shimla Devi, brother Mr Surya Prakash, Mr Dalip, Mr Shiv, my dear wife Mrs Mittal Rani and my loving son Prashant and Dheeraj for their continuous support.

I would like to express sincere thanks to my staff members Ms Jasdeep Kaur, Mrs Dilpreet Sandhu, Mrs Manpreet, Mrs Sunita, Mrs Kuldeep Kaur, Ms Akwinder, Ms Pooha, Mrs Aditi (Librarian), Mr Ramchander for their support and help. My friends (Anil Sahu (MSc Medical Surgical Nursing), Harinder Kaur, Ranveer Kumar) who shared their knowledge and experiences and gave some invaluable suggestions.

My sincere heartfelt thanks to respected Dr GS Mittal, Director, Dr Sahil Mittal, Chairman (Meera Medical Institute of Nursing and Hospital, Abohar) for their support and help.

Finally, I would like to thank the M/s Jaypee Brothers Medical Publishers (P) Ltd, New Delhi, India, who encourages me with the offer and have taken up the responsibility to bring this book out in print.

CONTENTS

INC SYLLABUS

Theory - 40 hours
Demonstration - 40 hours
Total - 80 hours

Learning objectives:

On completion of the course the student will be able to:

1. Organise sub center and clinics to carry-out scheduled activities.
2. Indent and maintain necessary stock.
3. Participate in the implementation of national health programmes.
4. Update knowledge and skills.
5. Provide guidance to TBA, AWW, ASHA and other voluntary health workers.
6. Collaborate and coordinate with other health team members and agencies.
7. Maintain records and reports.

Unit	Time (Hrs.)		Expected outcomes	Contents	Teaching learning activities
	Th.	Demo			
1.	10	5	• Organize and set up a sub centre. • Prepare a sub centre activity plan. • Conduct meetings. • Conduct clinics at sub centre. • Display health messages.	**The sub center** • Organization of functions and facilities of sub centre. • Sub centre activity plans. • Conduct a clinic and special programs and follow up. • Conducting meetings and counselling sessions. • Sub centre action plan. • Information, education and communication. • Display of messages.	• Lecture discussion. • Demonstration. • Visit sub centre • Attend a clinic at the sub centre.
2.	4	10	• Write indents and stocks position. • Prepare weekly and monthly reports.	**Maintenance of stocks** • Maintenance of supplies, drugs, equipment, stock, indenting. • Caclulation of indent as per population requirement. • Management information and evaluation system (MIES) – Maintenance of records. – Reports of sub centre.	• Lecture discussion. • Explain using stock register, indents, etc. to monthly reports of the students. • Calculation of indent as per population requirement. • Explain the various records.
3.	6	5	• Establish co-ordination with different organization working in the area. • Demonstrate good relationship with them.	**Co-ordination** • Inter-sectoral co-ordination • Co-ordination with school teachers, ASHA, anganwadi workers, panchayat. • Role of NGOs and co-ordination with government departments.	• Lecture discussion. • Visit local govt. departments, NGOs and discuss their programs.

Cont....

Cont....

4.	10	10	• Enumerate the National Health programs. • Describe the role of ANM in these programs.	**Implementation of national health program** • National Health programs and the role of the ANM. • Detection, referral, treatment and follow up of cases of malaria, leprosy tuberculosis, blindness, goiter.	• Lecture discussion. • Visit a TB and a leprosy patient and observe DOTs program and MDT carried out by health workers.
5.	10	10	• Demonstrate ability in writing reports in correct language. • Understand the scope of her career advancement and self development.	**Update knowledge** • Continuing education for self development-circulars, handouts, meetings, journals. • Methods of self development. • Interacting with community. • Improving writing speaking abilities in local language and English.	• Lecture discussion. • Demonstration. • Role/play • Exercise on: – Reading – Summarisation – Comprehension • Practice in public speaking.

Suggested Activities for Evaluation

- Detection of tuberculosis, malaria, leprosy, etc.
- Assignment on records and reports maintained at sub centre.
- Peer group teaching on DOTS & MDT.
- Participation of national health programmes at CHC/PHC/SC.
- Assignment on organization of sub-centre/clinics.

CHAPTER 1

ਸਿਹਤ ਸੰਬੰਧੀ ਵਿਵਸਥਾ
(Health Organization)

Definition: Organization of sub centre, PHC, CHC and district hospital, etc.

Sub centre: Govt area ਵਿੱਚ ਲੋਕਾਂ ਨੂੰ health services ਪ੍ਰਦਾਨ ਕਰਨ ਲਈ sub centre ਹੁੰਦੇ ਹਨ, ਇੱਕ sub centre 5000 population ਨੂੰ ਮੈਦਾਨੀ ਇਲਾਕੇ ਵਿੱਚ cover ਕਰਦਾ ਹੈ or 3000 ਹਜਾਰ ਦੀ population ਨੂੰ ਪਹਾੜੀ area ਵਿੱਚ cover ਕਰਦਾ ਹੈ।

Staffing in the sub centre

1. Male MPHW → I
2. Female MPHW → I
3. Voluntary Health worker → I

Function of Sub Centre

1. ਮਾਂ ਤੇ ਬੱਚੇ ਦੀ ਸਿਹਤ ਦੀ care ਕਰਨਾ।
2. Family planning
3. Immunization
4. ਇਸਦੇ ਇਲਾਵਾ sub centre ਲੋਕਾਂ ਨੂੰ ਹੋਰ ਵੀ ਸੁਵਿਧਾਵਾਂ ਪ੍ਰਦਾਨ ਕਰਦੇ ਹਨ। ਜਿਵੇਂ ਕਿ : IUP services, etc. Sugar test, albumin test and urine test.

Function of Female Health Worker at the Sub centre

1. Female health worker family planning programme ਵਿੱਚ ਭਾਗ ਲੈਂਦੀ ਹੈ।
2. Reproductive and child health ਨਾਲ ਸੰਬੰਧਿਤ ਕੰਮਾਂ ਨੂੰ ਵੇਖਦੀ ਹੈ।
3. MTP services ਦੇ ਬਾਰੇ ਵਿੱਚ ਲੋਕਾਂ ਨੂੰ educate ਕਰਦੀ ਹੈ। (Medical termination of pregnancy)
4. Communicable disease ਨੂੰ ਦੂਰ ਕਰਨ ਦੇ ਲਈ or immediate notification ਕਰਨ ਵਿੱਚ ਵੀ female health worker ਦੀ important ਭੂਮਿਕਾ ਹੈ।
5. Dai training ਵਿੱਚ ਵੀ ਭਾਗ ਲੈਂਦੀ ਹੈ।
6. Vital statistics collect ਕਰਦੀ ਹੈ।
7. Sub centre ਤੋਂ ਸੰਬੰਧਿਤ ਸਾਰੇ record ਬਣਾਉਂਦੀ ਹੈ or ਇਹਨਾਂ ਨੂੰ ਨਿਯਮਿਤ ਸਮੇਂ ਤੇ ਅੱਗੇ ਭੇਜਦੀ ਹੈ।

8. Primary health care services provide ਕਰਵਾਉਂਦੀ ਹੈ।
9. Health team ਦੇ members ਦੀ ਤਰ੍ਹਾਂ ਪੂਰੀ ਜਿੰਮੇਵਾਰੀ ਨਿਭਾਉਂਦੀ ਹੈ।
10. ਲੋਕਾਂ ਨੂੰ information, education or communication programme ਦੁਆਰਾ ਜਾਗਰੂਕ ਕਰਦੀ ਹੈ।

Function of Male Health Worker

1. Communicable disease programme ਦੇ ਵਿੱਚ cooperative provide ਕਰਦਾ ਹੈ। Exp. : Malaria control programme and TB programme ਭਾਗ ਲੈਣਾ ਆਦਿ।
2. Blindness prevention programme ਵਿੱਚ help ਕਰਦੀ ਹੈ।
3. School children immunization programme ਵਿੱਚ health assistant ਦੀ help ਕਰਦੇ ਹਨ। Or female health worker ਦੇ ਸਾਲ ਕੰਮ ਕਰਦੇ ਹਨ।
4. Family planning ਵਿੱਚ ਭਾਗ ਲੈਂਦੀ ਹੈ।
5. Reproductive and child health care ਵਿੱਚ female health worker ਦੀ help ਕਰਦੇ ਹਨ or child health services ਵਿੱਚ ਭਾਗ ਲੈਂਦੇ ਹਨ।
6. Environmental ਨੂੰ ਵਾਧਾ ਦਿੰਦੇ ਹਨ।
7. ਲੋਕਾਂ ਨੂੰ information, educator and communication programme ਦੇ ਦੁਆਰਾ ਜਾਗਰੂਕ ਕਰਦੇ ਹਨ।
8. Nutritional education and nutritions food programme ਵਿੱਚ ਭਾਗ ਲੈਂਦੇ ਹਨ।
9. First aid treatment ਦਿੰਦੇ ਹਨ।
10. Record maintain ਕਰਦੇ ਹਨ।

Primary Health Centre

Definition: ਲੋਕਾਂ ਵਿੱਚ or doctor's ਵਿੱਚ ਪਹਿਲਾ contact point PHC ਹੈ, ਇਹ ਮੈਦਾਨੀ ਇਲਾਕੇ ਵਿੱਚ 30,000 population ਨੂੰ cover ਕਰਦਾ ਹੈ। ਪਹਾੜੀ ਇਲਾਕਿਆਂ ਵਿੱਚ 20,000 population ਨੂੰ cover ਕਰਦਾ ਹੈ, PHC ਦਾ ਕੰਮ medical office ਦੀ ਦੇਖਭਾਲ ਵਿੱਚ ਹੁੰਦਾ ਹੈ।

P.H.C. ਵਿੱਚ patient ਦੇ ਲਈ 4 ਤੋਂ 6 bed ਹੁੰਦੇ ਹਨ। Or ਕੁੱਝ facilities diagnostic test ਕਰਨ ਲਈ ਵੀ ਹੁੰਦੀਆਂ ਹਨ।

Staffing at PHC Total-15

1. Medical officer - I
2. Nurse
3. Female health worker-(ANM)-I
4. Pharmacist-I
5. Block extension education-I
6. Health assistant male-I
7. Health assistant female-I
8. Upper divisional clerk
9. Lower divisional clerk

10. Lab-technician-I
11. Driver-I
12. Forth class servants-4

Function of Primary Health Centre

1. Medical care provide ਕਰਨਾ।
2. Basic sanitation and clean water supply ਦੇ ਬਾਰੇ ਦੱਸਣਾ।
3. Endemic disease ਨੂੰ reproductive ਰੋਕਣਾ ਹਰ treatment ਦੇਣਾ child health care provide ਕਰਨਾ।
4. Vital statistics ਨੂੰ ਇੱਕਠਾ ਕਰਨਾ।
5. Family planning programme ਦੇ ਬਾਰੇ ਦੱਸਣਾ।
6. Health education ਦੇਣਾ।
7. Referral services provide ਕਰਨਾ।
8. Nutritional health programme implement ਕਰਨਾ।
9. Health assistant health worker local dies or health guides ਨੂੰ training ਦੇਣਾ।

Function of Female Health Assistant

1. Sub centre ਤੇ ਕੰਮ ਕਰ ਰਹੇ female health worker ਨੂੰ guide ਕਰਨਾ or ਇਹਨਾਂ ਦੇ ਕੰਮ ਦੀ ਦੇਖਭਾਲ ਕਰਨਾ।
2. Female health assistant health team member ਦੀ ਤਰ੍ਹਾਂ ਕੰਮ ਕਰਦੀ ਹੈ।
3. Sub centre ਦੇ ਲਈ material, equipment, etc. arrange ਕਰਨਾ।
4. Record and report maintain ਕਰਨਾ।
5. Dai ਨੂੰ training ਦੇਣਾ।
6. Sub centre ਤੇ ਹੋਣ ਵਾਲੇ weekly antinatal or well baby clinics ਨੂੰ assess ਕਰਨਾ।
7. Family planning services provide ਕਰਨਾ।
8. Immunization worker ਨੂੰ ਦੇਖਣਾ।
9. Nutrition services provide ਕਰਨਾ।
10. Malnutrition cases ਨੂੰ ਅਗਲੇ centre ਵਿੱਚ refer ਕਰਨਾ।
11. First aid services provide ਕਰਨਾ।
12. Health education ਦੇਣਾ।

Function of Male Assistant at PHC

1. Sub centre ਤੇ ਕੰਮ ਕਰ ਰਹੇ male health worker ਨੂੰ guide ਕਰਨਾ or ਉਹਨਾਂ ਦੇ ਕੰਮ ਦੀ ਦੇਖ-ਰੇਖ ਕਰਨਾ।
2. Male health assistant health team member ਦੀ ਤਰ੍ਹਾਂ ਹੀ ਕੰਮ ਕਰਨਾ ਹੈ।
3. Sub centre ਦੇ ਲਈ material equipment, etc. arrange ਕਰਨਾ।
4. Record and report ਨੂੰ maintain ਕਰਨਾ।

5. Malaria centre ਲਈ ਕੰਮ ਕਰਨਾ।
6. Communicable disease ਦਾ notification ਕਰਨਾ।
7. Environment sanitation or nutritional service provide ਕਰਨਾ।
8. Birth and death ਦਾ record ਕਰਨਾ or report ਤਿਆਰ ਕਰਨਾ।
9. First aid services provide ਕਰਨਾ।
10. Health education provide ਕਰਨਾ।

Community Health Centre

Community health centre rural health programme ਵਿੱਚ special services provide ਕਰਦੇ ਹਨ। ਇਹ CHC ਮੈਦਾਨੀ ਇਲਾਕੇ ਵਿੱਚ 1,20,000 population ਨੂੰ cover ਕਰਦਾ ਹੈ। ਪਹਾੜੀ area 80,000 population ਨੂੰ cover ਕਰਦਾ ਹੈ। ਇਕ community development block ਵਿੱਚ CHC ਹੁੰਦਾ ਹੈ। ਇਕ CHC ਵਿੱਚ 30 bed ਹੁੰਦੇ ਹਨ। ਇਕ X-ray room, delivery room, ਇਕ OT or ਇੱਕ lab ਹੁੰਦੀ ਹੈ। ICHC UPHC ਦੇ ਲਈ referral centre ਦੀ ਤਰ੍ਹਾਂ ਕੰਮ ਕਰਦਾ ਹੈ।

Staffing of CHC

1. Doctor - 4 (Paediatric, gynaecologist, physician, surgeon)
2. Nurses - 7 (Nurse-midwife, community health NSG, NSG grade IInd, nurse grade Ist)
3. Dresser - 1
4. Pharmacist - I
5. Lab - assistant - I
6. Radiographer - I
7. Ward boy - 2
8. Sweeper - 3
9. Dhobi - 2
10. Mali gardner boy - I
11. Chowkidar - I
12. Ayah - I
13. 4th class servant - I

(Total members - 25)

Note: ਜੇਕਰ CHC ਵਿੱਚ vehicle ਉਪਲੱਬਧ ਹੋਣ ਤਾਂ 1 driver ਦੀ ਜਰੂਰਤ ਵੀ ਹੁੰਦੀ ਹੈ। Or officer ਦੇ ਕੰਮ ਨੂੰ ਦੇਖਣ ਲਈ ਇੱਕ clerk ਵੀ ਰੱਖਿਆ ਜਾਂਦਾ ਹੈ।

Function of CHC

1. Special services provide ਕਰਨਾ (Gynae, paediatrics, surgeon and medicine)
2. ਸਾਰੇ preventive or curative health services provide ਕਰਨਾ।
3. CHC ਦੇ ਕੋਲ ਜੁੜੇ ਹੋਏ PHC ਦੀ care or supervision ਕਰਨਾ।
4. PHC ਨੂੰ referral services provide ਕਰਨਾ।
5. Patient ਨੂੰ district hospital ਜਾਂ teaching hospital ਵਿੱਚ refer ਕਰਨਾ।

6. National health programme ਵਿੱਚ ਭਾਗ ਲੈ ਕੇ ਉਸਨੂੰ implement ਕਰਨਾ।
7. Reproductive and child health services provide ਕਰਨਾ।

Sub Centre Activity Plans

ਕਿਸੇ ਵੀ ਕੰਮ ਨੂੰ ਸਹੀ ਢੰਗ ਨਾਲ ਪੂਰਾ ਕਰਨ ਦੇ ਲਈ planning ਕਰਨਾ ਜਰੂਰੀ ਹੈ। Planning ਕਰਕੇ ਕਿਸੇ ਕੰਮ ਨੂੰ ਕਰਨ ਨਾਲ ਉਹ ਕੰਮ ਬਿਨਾ ਰੁਕਾਵਟ ਦੇ ਅਸਾਨੀ ਨਾਲ ਹੋ ਜਾਂਦਾ ਹੈ। Sub centre activity plan ਇੱਕ district ਦੇ ਲਈ planning ਦਾ process ਹੈ। Planning ਦਾ ਮਤਲਬ ਹੈ ਕਿ ਐਸੀ Gaudiness ਜੋ ਸਾਨੂੰ ਇਹ ਦੱਸਦੀ ਹੈ ਕਿ ਕੰਮ ਕਰਨਾ ਹੈ ਕਿਵੇਂ ਕਰਨਾ ਹੈ ਕਦੋਂ ਕਰਨਾ ਹੈ, ਕਿਉਂ ਕਰਨਾ ਹੈ।

Goals of Sub Centre Activity

Plans: Planning ਦਾ main purpose health level ਨੂੰ ਉੱਪਰ ਉਠਾਉਣਾ ਹੈ। ਸਮੇਂ ਦੇ ਨਾਲ-2 goals ਬਦਲ ਕੇ ਰਹਿੰਦੇ ਹਨ, main purpose ਲੋਕਾਂ ਦੀ health ਨੂੰ ਠੀਕ ਕਰਨਾ or health level ਨੂੰ ਉੱਚਾ ਉਠਾਉਣਾ ਹੈ।

Preparation

1. ਸੱਭ ਤੋਂ ਪਹਿਲਾਂ ਜਰੂਰੀ services ਨੂੰ provide ਕਰਨ ਦੇ ਲਈ ਜੋ ਕੰਮ ਕਰਨੇ ਹਨ ਉਹਨਾਂ ਨੂੰ identify ਕਰਨਾ।
2. ਜਰੂਰਤ ਨੂੰ ਪੂਰਾ ਕਰਨ ਦੇ ਲਈ ਜਿੰਣਾਂ resources ਦੀ ਜਰੂਰਤ ਹੈ। ਉਸਨੂੰ ਇੱਕਠਾ ਕਰਨਾ।
3. ਸਾਰੀ activities ਨੂੰ ਕਰਨ ਲਈ Ist time table ਤਿਆਰ ਕਰਾਂਗੇ।

Plan of Activity

1. ਘਰਾਂ ਦਾ survey ਕਰਨਾ।
2. Home survey programme ਬਣਾਂਦੇ or ਸਮਾਂ ਮਿੱਖ ਦੇ home survey ਕੀਤਾ ਜਾਂਦਾ ਹੈ। ਇਹ survey early monthly and weeks ਵਿੱਚ ਵੀ ਹੋ ਸਕਦਾ ਹੈ।
   (a) Reproductive age ਦੀ women ਦੀ care ਕਰਨਾ।
   (b) ਸਾਰੇ married person ਦੀ ਜਾਣਕਾਰੀ ਰੱਖਣਾ।
   (c) Pregnant women ਦਾ registration and care ਕਰਨਾ।
   (d) Birth and death ਦੀ registration ਕਰਨਾ। ਇਹ ਸਾਰੀ activities ਇੱਕ proforma ਦੇ ਅਨੁਸਾਰ ਦਿੱਤੀ ਜਾਂਦੀ ਹੈ। ਜਿਨ੍ਹੇ ਦੇ sub centre activity plan ਨੂੰ ਬਾਅਦ ਹੀ ਸਾਰੀ activities ਦਾ ਪਤਾ ਚੱਲਦਾ ਹੈ। ਜਿਸ ਵਿੱਚ ਮੁੱਖ ਰੂਪ ਨਾਲ ਨਿਮਨ-ਲਿਖਿਤ ਗੱਲਾਂ ਹੁੰਦੀਆਂ ਹਨ :
      - Antenatal registration, advise grown ਦੀ medicine, etc.
      - Antinatal registration ਪਹਿਲਾਂ 26 week ਵਿੱਚ ਕਰਨਾ।
      - Anaemic women ਦੀ ਪਹਿਚਾਣ or treatment
      - TB ਦੇ ਲਈ infection ਸੰਬੰਧਤ ਜਾਣਕਾਰੀ।
      - ਤਿੰਨ health visitors ਦੇ ਲਈ mothers ਨੂੰ ਉਤਸਾਹਿਤ ਕਰਨਾ।
      - Immunization
      - Vitamin A ਸੰਬੰਧਿਤ ਜਾਣਕਾਰੀ।
      - Acute respiratory infection ਦੀ ਜਾਣਕਾਰੀ or tratment
      - Family planning

ਹੈਲਥ ਸੈਂਟਰ ਮੈਨੇਜਮੇਂਟ

Sub centre	Activity plan	Proforma
S. No. Consultations with	**No. of consultation**	**When consultation mode (Month/year)**
1. Panchayat health committee of the panchayat		
2. Aganwadi worker TB A		
3. Women in mahila swasthya sangh		
4. Families on house to house basic.		

Service	Performa in last year		Planned performance in current year	
Antinatal care	**Male**	**Female**	**Male**	**Female**
1. Total ANC cases registered in the area.				
2. No. of high risk pregnant women detected and referral.				
3. No. of TT doses given TT - 1 TT - 2				
4. No. of pregnant women anaemia.				
5. No. of pregnant women given prophylaxis iron and folic acid tablet.				
6. Natal care				
7. Total No. of delivery in the area No. of home delivery very by a. ANM b. trained birth attendant				
8. No. of institution				
9. a. Delivery				
b. No. of pregnant women referral to PHC for delivery				
10. New natal care of sick newborn referral.				
11. MTP No. of women referral for MTP				
12. No. of cases defected and referred, immunization.				
13. No. of infant immunization BCG, DPT-1, DPT-2, DPT-3, OPV-0, OPV-1, OPV-2, OPV-3 measles.				
14. No. of children immunized (more then 1.8 month) DPT booster.				
15. No. of children, immunized (more then 5 year) DT				
16. No. of children immunized (more than 10 year) TT				
17. No. of children immunized (more than 16 year) TT				
18. No. of children give FA small (below 5 year)				
19. No. of children administered vitamin A (0 month to 3 year) Dose-1, Dose-2, Dose-3 to 5.				

20. ARI no. of cases under five treated with ORS referred.				
21. Family planning no. of eligible couple WHO expected, permanent method of couple with a. Three of more children b. Two children c. One child				
22. No. of eligible couple who expected temporary method. a. IUD b. Oral tills. c. Condom.				

ਸੱਭ ਤੋਂ ਉੱਪਰ ਵਾਲਾ :

General information year state population, PHC (birth rate).

District, state- sub centre eligible couple no. of village.

As on Ist April

Under the sub centre ANM (and population birth rate) 70%.

Delivery (five birth = population X birth rate, etc.

Conduct a clinic and special programme and follow-up clinic

ਕੁੱਝ ਸਮਾਂ ਪਹਿਲਾਂ clinic ਸ਼ਬਦ ਉਸ place ਸ਼ਬਦ ਉਸ place ਦੇ ਲਈ use ਕੀਤਾ ਜਾਂਦਾ ਸੀ ਜਿਥੇ doctor patient ਦਾ Rx ਕਰਦੇ ਸੀ ਜਾਂ patient ਦੀ health ਦਾ check-up ਕਰਕੇ ਉਨ੍ਹਾਂ ਦੀ ਜ਼ਰੂਰਤ ਦੇ ਅਨੁਸਾਰ medical or surgical treatment ਕਰਦੇ ਸਨ।

ਅੱਜ ਕੱਲ clinic word ਉਸ place ਦੇ ਲਈ use ਕੀਤਾ ਜਾਂਦਾ ਹੈ ਜਿੱਥੇ ਬਾਹਰ ਤੋਂ ਆਉਣ ਵਾਲੇ patient doctor health members ਤੋਂ treatment ਕਰਵਾਉਂਦੇ ਹਨ, or follow-up ਦੇ ਲਈ ਆਉਂਦੇ ਹਨ। Clinic ਸਿਰਫ ਇਕ place ਦਾ ਨਾਮ ਨਹੀਂ ਹੈ ਇਥੇ primary care of referral services ਵੀ ਦਿੱਤੀਆ ਜਾਂਦੀਆਂ ਹਨ।

ਨਵੀਂਆਂ ਧਾਰਨਾਵਾਂ ਦੇ ਅਨੁਸਾਰ clinic ਦੇ ਨਾਮ ambulatory care centre ਦੇ ਨਾਮ ਨਾਲ ਵੀ ਜਾਣਿਆਂ ਜਾਂਦਾ ਹੈ।

Places for Clinic

ਜਿਸ ਜਗਾਂ ਤੇ clinic ਬਣਾਉਣਾ ਹੈ, ਉਹ ਜਗਾਂ patient ਦੀ ਪਹੁੰਚ ਦੇ ਅੰਦਰ ਹੋਣੀ ਚਾਹੀਦੀ ਹੈ। ਉਥੇ ਤੱਕ ਜਾਣ ਦੇ ਲਈ transfer ਦੀ ਸੁਵਿਧਾ ਹੋਣੀ ਚਾਹੀਦੀ ਹੈ। ਆਮਤੌਰ ਤੇ clinic ਨਿਮਨਲਿਖਿਤ ਸਥਾਨਾਂ ਤੇ ਬਣਾਦੇ ਜਾਣੇ ਚਾਹੀਦੇ ਹਨ।

1. Sub centre
2. PHC
3. ਘੱਟ ਆਮਦਨੀ ਕਲੌਨੀਆਂ
4. Bus stand
5. School

Types of Clinic

Clinic ਨੂੰ ਮੁੱਖ ਰੂਪ ਵਿੱਚ ਤਿੰਨ ਭਾਗਾਂ ਵਿੱਚ divide ਕੀਤਾ ਗਿਆ ਹੈ।

1. **General clinic:** ਇਨ੍ਹਾਂ clinic ਤੇ small disease ਦਾ check-up, diagnose or treatment ਕੀਤਾ ਜਾਂਦਾ ਹੈ। ਇਨ੍ਹਾਂ clinic ਤੇ ਬਹੁਤ ਸਾਰੀਆਂ health services ਪ੍ਰਦਾਨ ਕੀਤੀਆਂ ਜਾਂਦੀਆਂ ਹਨ। For example, Immunization, X-ray, Dental services.
2. **Maternal and child health clinic:** ਇਨ੍ਹਾਂ clinic ਤੇ mother and child ਦੀ health ਦਾ ਧਿਆਨ ਰੱਖਿਆ ਜਾਂਦਾ ਹੈ। Mother and child ਦੇ ਲਈ ਜਰੂਰੀ ਸਾਰੀਆਂ health services provide ਕਰਵਾਈਆਂ ਜਾਂਦੀਆਂ ਹਨ। ਇਸ ਕੈਟਾਗਿਰੀ ਵਿੱਚ ਨਿਮਨਲਿਖਿਤ clinic ਆਦਿ ਦੇ ਹਨ।
   (a) Antinatal clinic
   (b) Postnatal clinic
   (c) Under five clinic
   (d) Family planning clinic
   (e) Reproductive and child health clinic
3. **Speciality clinic:** ਇਨ੍ਹਾਂ clinic ਤੇ ਕੁੱਝ important ਦੇ ਲਈ disease ਦੇ ਲਈ medical and counselling services ਪ੍ਰਦਾਨ ਕੀਤੀਆਂ ਜਾਂਦੀਆਂ ਹਨ। ਇਨ੍ਹਾਂ clinic ਤੇ doctors, nurses or ਜਰੂਰੀ staff present ਹੁੰਦਾ ਹੈ। ਇਸ ਵਿੱਚ ਨਿਮਨਲਿਖਿਤ clinic ਆਉਂਦੇ ਹਨ :
   (a) Diabetic clinic
   (b) Sex clinic
   (c) TB clinic
   (d) Cardiac clinic
   (e) Nutrition clinic

Role Health Nurse in Conductive Clinic

Clinic ਲਗਾਤਾਰ ਬਣਦੇ ਰਹਿੰਦੇ ਹਨ। ਪਰੰਤੂ ਇੱਕ success clinic ਚਲਾਉਣ ਲਈ ਇੱਕ confidence health team ਦੀ ਜਰੂਰਤ ਹੁੰਦੀ ਹੈ। ਜਿਸ ਵਿੱਚ doctors community health nurse male and female, health worker male and female, health assessment ਹੁੰਦੇ ਹਨ। Clinic ਨੂੰ ਚਲਾਉਣ ਲਈ community health nurse and community health worker male and female, health assessment ਹੁੰਦੇ ਹਨ। Clinic ਨੂੰ ਚਲਾਉਣ ਲਈ community health nurse and community health worker ਦਾ important role ਹੁੰਦਾ ਹੈ। ਇਨਾਂ members ਦੀ main responsibility ਨਿਮਨ-ਲਿਖਿਤ ਹੁੰਦੀ ਹੈ।

1. Patient ਦੇ health level ਨੂੰ increase ਕਰਨ ਵਿੱਚ help ਕਰਨਾ।
2. Patient ਨੂੰ nursing services provide ਕਰਵਾਣਾ।
3. ਲੋਕਾਂ ਨੂੰ ਉਨਾਂ ਦੀ health ਠੀਕ ਰੱਖਣ ਲਈ health education ਦੇਣਾ or ਇਸਦੇ ਲਈ ਸਹੀ ਤਰੀਕੇ ਦੱਸਣਾ।
4. Patient ਨੂੰ special information ਦੇਣਾ or ਅਜਿਹੀ ਤਕਨੀਕ ਦੱਸਣਾ ਜਿਸ ਨਾਲ health level ਨੂੰ ਵਧਾਇਆ ਜਾ ਸਕੇ।
5. Doctor ਨੂੰ assistant ਕਰਨਾ।
6. Clinic ਬਣਾਉਣ ਲਈ place ਕਰਨਾ।
7. Medicine stationary or articles ਦੀ inventory ਰੱਖਣਾ or care ਕਰਨਾ।
8. Record maintain ਕਰਨਾ।
9. Health team ਦੇ ਸਾਰੇ members ਨਾਲ coordinate ਕਰਨਾ।

10. Patient or ਉਨਾਂ ਦੇ family members ਨੂੰ health education ਦੇਣਾ।
11. Health education ਦੇਣਾ।
12. Clinic ਦਾ ਵਾਤਾਵਰਣ hygiene or articles or stationary ਦਾ ਪ੍ਰਬੰਧ ਕਰਨਾ or ਉਨਾਂ ਨੂੰ disinfect ਕਰਨਾ।

Information Education Communication

ਮਨੁੱਖ ਇੱਕ ਸਮਾਜਿਕ ਪ੍ਰਾਣੀ ਹੈ। ਸਮਾਜ ਵਿੱਚ ਰਹਿਣ ਲਈ ਆਪਣੇ ਵਿਚਾਰਾਂ ਦਾ ਅਦਾਨ-ਪ੍ਰਦਾਨ ਕਰਨਾ human life ਦਾ ਇੱਕ part ਹੈ ਆਪਣੇ ਹਾਓ-ਭਾਓ ਵਿਚਾਰ or ਅੰਤਰਗਤ information ਨੂੰ ਪ੍ਰਗਟ ਕਰਨਾ ਹੈ CC ਹੈ।

1. **Information:** It is a statement of scientific knowledge (Information ਅਸਾਨੀ or ਸੂਣ ਗਿਆਨ ਦੀ ਵਿਆਖਿਆ ਹੈ।
2. **Education:** ਇਸ ਦਾ meaning desired scientific change and attitude and behaviour (ਸਿਖਿਆ ਦਾ ਮਤਲਬ ਸੁਭਾਅ ਤੇ ਵਿਵਹਾਰ or ਜੀਵਨ ਦੇ ਰੰਗ ਢੰਗ ਵਿੱਚ ਕੁੱਝ ਜਰੂਰੀ ਵਿਗਿਆਨਿਕ ਪਰਿਵਰਤਨ ਕਰਨਾ।
3. **Communication:** ਇਸਦਾ meaning transfer of knowledge or process of converting the information (ਇਸਦਾ ਮਤਲਬ ਹੈ ਕਿ ਇੱਕ process ਦੂਸਰੇ person ਤੱਕ ਜਾਣਕਾਰੀ ਪੁਹੰਚਾਉਣਾ।

Communication Process

Definition: ਇੱਕ ਅਜਿਹੀ process ਹੁੰਦੀ ਹੈ। ਜਿਸ ਵਿੱਚ ਦੋ ਜਾਂ ਇਸਤੋਂ ਅਧਿਕ person's ਆਪਣੇ identifying, fact or ਅਨੁਭਵਾਂ ਦਾ ਅਦਾਨ-ਪ੍ਰਦਾਨ ਕਰਦੇ ਹਨ।

ਇਸ ਵਿੱਚ ਮੱਹਤਵਪੂਰਨ ਸਬਦ string ਹੁੰਦਾ ਹੈ। Sharing process ਨੂੰ ਹੀ communication ਕਿਹਾ ਜਾਂਦਾ ਹੈ।

Component of Communication

1. **Message:** ਇਹ ਉਹ ਜਾਣਕਾਰੀ ਹੁੰਦੀ ਹੈ ਜੋ ਕਿ communicator ਆਪਣੇ guidance receiver, understand accept and act upon or ਉਸ message ਤੇ ਕੰਮ ਕਰਵਾਉਣਾ ਚਾਹੁੰਦੇ ਹਨ। ਇੱਕ ਚੰਗੇ ਸੁਨੇਹੇ ਵਿੱਚ ਹੇਠਾਂ ਲਿਖੇ ਗੁਣ ਹੋਣੇ ਚਾਹੀਦੇ ਹਨ।
   (a) ਉਹ ਉਪਦੇਸ਼ ਦੇ ਨਾਲ ਜੁੜਿਆ ਹੋਣਾ ਚਾਹੀਦਾ ਹੈ।
   (b) ਕੰਮ ਦੀ ਜਰੂਰਤ according ਹੋਣਾ।
   (c) Clear and understandable ਹੋਣਾ ਚਾਹੀਦਾ ਹੈ।
   (d) Specific and accurate ਹੋਣਾ ਚਾਹੀਦਾ ਹੈ or timely and appealing ਹੋਣਾ ਚਾਹੀਦਾ ਹੈ।
   (e) ਜਰੂਰਤ ਦੇ according ਹੋਣਾ ਚਾਹੀਦਾ ਹੈ।
2. **Sender:** Sender ਮੁਨੇਹੇ ਨੂੰ ਭੇਜਣ ਵਾਲੀ ਹੁੰਦਾ ਹੈ ਇੱਕ ਕੁਸ਼ਲ communicator ਵਿੱਚ ਨਿਮਨ-ਲਿਖਿਤ ਗੱਲਾ ਹੋਣੀਆਂ ਚਾਹੀਦੀਆਂ ਹਨ।
   (a) ਉਸਦੇ adjective ਸਪੱਸਟ ਹੋਣਾ।
   (b) ਉਸਨੂੰ audience ਦੀਆਂ ਜਰੂਰਤਾਂ or ਰੁਚੀ ਦਾ ਪਤਾ ਹੋਣਾ ਚਾਹੀਦਾ ਹੈ।
3. **Receiver:** The receiver/Audience may be total population.

   Target group: Audience message ਨੂੰ reject and accept ਕਰ ਸਕਦੀ ਹੈ।

4. **Channels of communication:** ਇਹ ਇਕ ਅਜਿਹੀ ਮਾਧਿਅਮ ਹੁੰਦਾ ਹੈ ਜਿਸਦੇ ਦੁਆਰਾ message ਦਾ sender or receiver ਦੀ help ਤੋਂ ਸੰਚਾਰ ਹੁੰਦਾ ਹੈ। Communication ਦੇ ਕੁੱਝ ਚੈਨਲ ਨਿਮਨ ਹਨ : Radio, Books, Newspaper, personal concept, organized tours.

Barriers of Communication

1. **Physiological barriers:** ਬੋਲਣ or ਸੁਣਨ ਵਿੱਚ problem ਹੋਣਾ।
2. **Psychological barriers:** ਭਾਵਤਾਮਿਕ pain, anxiety, tension, etc. community ਵਿੱਚ ਰੁਕਾਵਟ produce ਕਰਦੇ ਹਨ।
3. **Environmental barriers:** Noise invisibility etc.
4. Cultural barriers: Religion, education, custom ਸੰਨਭਾਵਾਂ, etc.
5. **Time barriers:** Message ਦਿੰਦੇ ਸਮੇਂ ਹਮੇਸਾ time ਦਾ ਧਿਆਨ ਰੱਖਣਾ ਚਾਹੀਦਾ ਹੈ or massage ਨੂੰ ਸਮੇਂ ਤੇ ਹੀ ਚਾਹੀਦਾ ਹੈ।
6. **ਲੋਕਾਂ ਦੀ ਜਰੂਰਤ according:** CC ਲੋਕਾਂ ਦੀ health problem daily life problem or health services ਤੇ ਉਥੇ ਮੌਜੂਦ ਸਾਧਨ ਦੇ ਅਨੁਸਾਰ ਹੋਣੀ ਚਾਹੀਦੀ ਹੈ।
7. **ਸਹੀ ਉਪੱਲਬਧ ਸਾਧਨਾਂ ਦਾ ਚੁਨਾਵ :** ਇੱਕ health educates ਨੂੰ CC ਵਿੱਚ use ਹੋਣ ਵਾਲੇ ਸਾਧਨਾਂ ਦਾ ਸਹੀ ਨਾਲ ਮਿਲਦਾ ਹੋਵੇ ਜੋ ਉਥੋਂ ਦੇ ਵਾਤਾਵਰਨ ਨਾਲ ਮਿਲਦਾ ਹੋਵੇ।
8. **ਮਾਧਿਅਮ ਵਿੱਚ ਵਿਗਾੜ :** ਸੰਚਾਰ ਦੇ ਮਾਧਿਅਮ ਦਾ person ਦੀ ਮਸ਼ੀਨ ਹੋਨੋਂ ਹੀ ਮਾਧਿਅਮ ਨੂੰ ਵਿਗਾੜ ਸਕਦੇ ਹਨ। ਦੋਨਾਂ ਵਿਚੋਂ ਇੱਕ ਵਿਚੋਂ ਹੀ ਖਰਾਬੀ ਹੋਣ ਨਾਲ CC ਵਿੱਚ ਰੁਕਾਵਟਾਂ ਹੋ ਸਕਦੀਆਂ ਹਨ।
9. **Language education:** Message ਦੇਣ ਵਾਲੇ or ਪ੍ਰਾਪਤ ਕਰਨ ਵਾਲੇ ਦੇ ਅੰਦਰ ਭਾਸ਼ਾ ਦੀ ਸਮਝ ਹੋਣੀ ਚਾਹੀਦੀ ਹੈ। ਇਸਦੀ ਸਮਝ ਨਾਂ ਹੋਣ ਦੇ ਕਾਰਨ ਕਈ ਰੁਕਾਵਟਾਂ ਪੈਦਾ ਹੋ ਸਕਦੀਆਂ ਹਨ for example, education level ਦਾ ਘੱਟ ਹੋਣਾ ਗੱਲ ਕਰਨ ਦਾ ਢੰਗ ਨਾਂ ਹੋਣਾ ਤਾਂ ਇਸ ਵਿੱਚ ਰੁਕਾਵਟਾਂ ਪੈਦਾ ਹੋ ਸਕਦੀਆਂ ਹਨ।
10. **Social barriers:** ਸਾਡੇ ਸਮਾਜ ਵਿੱਚ ਜਾਤ-ਪਾਤ ਉਚ-ਨੀਵ etc. ਕਈ ਪ੍ਰਕਾਰ ਦੀਆਂ ਰੁਕਾਵਟਾਂ ਪਾਈਆਂ ਜਾਂ-ਦੀਆਂ ਹਨ। ਜਿਸਦੇ ਕਾਰਨ ਲੋਕ ਇੱਕ ਜਗ੍ਹਾ ਤੇ ਇਕੱਠੇ ਹੋਣ ਤੋਂ ਖਤਰਾ ਹਨ, ਅਜਿਹੀ condition ਵਿੱਚ ਵੀ effective communication ਨਹੀਂ ਹੋ ਸਕਦਾ ਹੈ। ਇਸ ਦੇ ਲਈ ਆਪਸ ਵਿੱਚ ਭੇਦ ਭਾਵ ਨਹੀਂ ਹੋਣੇ ਚਾਹੀਦੇ।
11. **Economic barriers:** ਆਰਥਿਕ status ਅਲੱਗ-2 ਹੋਣ ਕਾਰਨ ਵੀ CC ਵਿੱਚ ਰੁਕਾਵਟਾਂ ਪੈਦਾ ਹੁੰਦੀਆਂ ਹਨ।
12. **Religious barriers:** ਧਾਰਮਿਕ ਤੌਰ ਤੇ ਵੀ ਲੋਕਾਂ ਕਾਰਹਿਣ ਸਹਿਣ or ਸੋਚ ਅਲੱਗ-2 ਹੁੰਦੀ ਹੈ। ਇਸ ਲਈ communication ਵਿੱਚ ਰੁਕਾਵਟਾਂ ਪੈਦਾ ਹੁੰਦੀਆਂ ਹਨ।
13. **ਬਹੁਤ ਜਿਆਦਾ ਬੋਲਣਾ :** ਅਗਰ health education ਵਿੱਚ ਇੱਕ ਸਮੇਂ ਵਿੱਚ ਬਹੁਤ ਸਾਰੀਆਂ ਗੱਲਾਂ ਦੱਸਾਂਗੇ ਤਾਂ ਇਸ ਦੀ ਲੋਕਾਂ ਨੂੰ ਸਮਝਣ ਵਿੱਚ ਪਰੇਸ਼ਾਨੀ ਦਾ ਸਾਹਮਣਾ ਕਰਨਾ ਪਵੇਗਾ। ਇਸ ਲਈ first time ਵਿੱਚ ਜਿਆਦਾ ਗੱਲਾਂ ਨਹੀਂ ਦੱਸਣੀਆਂ ਚਾਹੀਦੀਆਂ।

Types Communication/Methods

1. **One-way communication:** ਇਸ ਵਿੱਚ ਸੰਚਾਰ ਕੇਵਲ 1 ਤਰਫ ਹੁੰਦਾ ਹੈ। ਕੇਵਲ sender ਤੋਂ receiver ਦੀ ਤਰਫ ਹੁੰਦਾ ਹੈ, ਇਸ ਵਿੱਚ ਕਿਸੇ ਪ੍ਰਕਾਰ ਦਾ feedback ਨਹੀਂ ਹੁੰਦਾ ਹੈ। ਇਸ ਵਿੱਚ learning passive ਹੁੰਦਾ ਹੈ। ਇਸਦਾ ਸੱਭ ਤੋਂ ਵੱਡਾ ਨੁਕਸਾਨ ਇਹ ਹੈ ਕਿ ਇਸ ਵਿੱਚ receive ਦਾ ਕੋਈ ਵੀ ਕੰਮ ਨਹੀਂ ਹੁੰਦਾ or learning authorative ਹੁੰਦੀ ਹੈ। One-way CC classroom ਵਿੱਚ ਕਿੱਤਾ ਜਾਣ ਵਾਲਾ lecture ਹੁੰਦਾ ਹੈ।

2. **Two-way communication:** ਇਸ ਵਿੱਚ learning message ਨੂੰ ਸੁਣਦਾ ਹੈ ਉਹ message ਨੂੰ ਚੰਗੀ ਤਰ੍ਹਾਂ ਸਮਝਣ ਲਈ ਇਸ ਵਿੱਚ question ਵੀ ਪੁੱਛ ਸਕਦਾ ਹੈ ਉਹ ਇਸ ਵਿੱਚ ਆਪਣੀ information, ideas and opinion ਦੇ ਸਕਦਾ ਹੈ। ਇਸ ਨੂੰ ਹੀ feedback ਕਿਹਾ ਜਾਂਦਾ ਹੈ।
   Two way C.C. ਵਿੱਚ ਵੀ ਭਾਗੇ ਕਾਰੀ ਹੁੰਦੀ ਹੈ learning ਦੀ ਪ੍ਰਕਿਰਿਆ active ਹੁੰਦੀ ਹੈ। ਇਸ ਲਈ ਇਹ one-way C.C. ਤੋਂ ਚੰਗੀ ਹੁੰਦੀ ਹੈ। ਇਸ ਵਿੱਚ learning ਲੋਕ ਤੰਤਰਿਕ ਹੁੰਦੀ ਹੈ।
3. **Verbal communication:** ਇਸ ਵਿੱਚ ਕਿਸੇ language ਦਾ use ਕੀਤਾ ਜਾਂਦਾ ਹੈ। ਚਾਹੇ ਉਹ written ਵਿੱਚ ਹੋਣੇ ਜਾਂ ਧੋਲਣਾਂ। Written ਤੋਂ ਜਿਆਦਾ spokening verbal CC ਜਿਆਦਾ effective ਹੁੰਦੀ ਹੈ।
4. **Non-verbal communication:** ਇਸ ਵਿੱਚ ਇਸਾਰੇ facial expression ਸਾਮਿਲ ਹੁੰਦੇ ਹਨ। Experience: Smile raisin of eye brows, drinking, postures body movement or silence, can speak louder than words.
5. **Listening communication:** Listening ਕੇਵਲ ਸੁਣਾਈ ਦੇਣਾ ਹੀ ਨਹੀਂ ਬਲਕਿ ਸੁਣਨ ਦੇ ਨਾਲ ਸਮਝਣਾ ਵੀ ਸਾਮਿਲ ਹੁੰਦਾ ਹੈ। ਸੁਣਦੇ ਨਾਲ ਸਕਝਣਾ ਇੱਕ communication ਦੀ ਯੋਗਤਾ ਹੁੰਦੀ ਹੈ। ਕਿਉਂਕਿ ਇਸ ਵਿੱਚ ਇਕਗਾਰਤਾ ਦੀ ਜਰੂਰਤ ਹੁੰਦੀ ਹੈ। Two-way communication listening ਤੇ ਅਧਾਰਿਤ ਹੈ।
6. **Feedback:** Message ਲੈਣ ਦੇ ਬਾਅਦ ਜੋ ਵੀ ਸਮਝ ਵਿੱਚ ਆਇਆ ਹੋਵਟ ਤਾਂ message ਦਾ ਜੋ ਵੀ ਆਰ ਹੋਇਆ ਹੋਵੇ, ਇਸਦਾ ਪ੍ਰਕਿਰਿਆ ਨੂੰ feedback ਕਹਿੰਦੇ ਹਨ। ਜੇਕਰ ਇਹ ਉਦੇਸ ਦੇ ਨਾਲ ਹੋਵੇ ਤਾਂ ਇਸਨੂੰ ਅੱਜੇ ਵਧਾਇਆ ਜਾ ਸਕਦਾ ਹੈ, or ਜੇਕਰ ਇਹ ਉਦੇਸ ਦੀ ਪੂਰਤੀ ਨਾ ਕਰਦਾ ਹੋਵੇ ਤਾਂ ਇਸਨੂੰ ਕਿਸੇ ਹੋਰ ਚੰਗੇ ਮਾਧਿਅਮ ਨਾਲ ਸੁਧਾਰਾ ਜਾ ਸਕਦਾ ਹੈ or CC ਦੀ process ਦੁਆਰਾ ਸ਼ੁਰੂਆਤ ਕੀਤੀ ਜਾਂਦੀ ਹੈ।
7. **Effective communication:** CC ਨੂੰ ਪ੍ਰਭਾਵਸ਼ਾਲੀ or meaningful ਬਣਾਉਣ ਲਈ central government ਨੂੰ ਕਈ ਗੱਲਾਂ ਦਾ ਧਿਆਨ ਰੱਖਣਾ ਚਾਹੀਦਾ ਹੈ। ਜਿਸ ਤੋਂ ਉਸਦੇ ਦੁਆਰਾ ਦਿੱਤੇ ਗਏ ਸੁਨੇਹੇ ਨੂੰ ਲੋਕ intrust ਨਾਲ ਸੁਣਨ or ਸਮਝਣ, centre ਦਾ ਸੁਨੇਹਾ ਨਿਮਨ-ਲਿਖਿਤ ਗੱਲਾਂ ਨੂੰ ਧਿਆਨ ਵਿੱਚ ਰੱਖ ਕੇ ਹੋਣਾ ਚਾਹੀਦਾ ਹੈ।
   (a) People needs
   (b) Barriers
   (c) Fear and inspiration
   (d) Customs
   (e) Traditions
   (f) Environment
   (g) Economic status
   (h) Education level
   (i) Religion.

Display Message

Effective communication ਵਿੱਚ ਮੈਸੇਜ ਦੀ ਬਹੁਤ importance ਹੈ। ਇਹ ਸਹੀ ਹੈ ਕਿ ਜੋ ਚੀਜ਼ ਅਸੀ ਸੁਣਦੇ ਹਾਂ ਉਸਨੂੰ ਕੁੱਝ ਸਮੇਂ ਬਾਅਦ ਭੁੱਲ ਜਾਂਦੇ ਹਾਂ, ਚੀਨ, ਦੀ ਇੱਕ ਕਹਾਵਤ ਹੈ ਕਿ "If I hear I forget" "If I see, I remember" "If I do, I learn".

ਕਿਸੇ ਵੀ ਚੀਜ਼ ਨੂੰ ਯਾਦ ਰੱਖਣ ਦੇ ਲਈ ਦੇਖਣ ਵਾਲੀ ਚੀਜ਼ ਦਾ ਸੱਭ ਤੋਂ ਜਿਆਦਾ ਹਿੱਸਾ ਹੁੰਦਾ ਹੈ ਦੇਖਣਾਂ 81%
Learning - 7%
Smelling - 35%

ਸੁਣਨ ਵਿੱਚ - 1.5%

Test ਵਿੱਚ - 1%

ਇਸਦੀ ਆਧਾਰ ਤੇ message ਦੀ demo ਦੇਣੀ ਚਾਹੀਦੀ ਹੈ। ਲੇਕਿਨ demo ਦੇਣ ਤੋਂ ਪਹਿਲਾਂ ਕੁੱਝ ਗੱਲਾਂ ਨੂੰ ਧਿਆਨ ਵਿੱਚ ਰੱਖਣਾ ਚਾਹੀਦਾ ਹੈ।

1. **Setting of objective:** Health education programme ਵਿੱਚ objective or goal ਨਿਸ਼ਚਿਤ ਕਰਨਾ ਜਰੂਰੀ ਹੈ। ਵਿਸਤੋਂ ਸਾਨੂੰ ਅੱਗੇ ਵਧਣ ਦੀ ਪ੍ਰੇਰਣਾਂ ਮਿਲਦੀ ਹੈ, objective ਨੂੰ ਨਿਸ਼ਚਿਤ ਕਰਨ ਲਈ health team member or ਲੋਕਾਂ ਦੀ ਸਲਾਹ ਲੈਣੀ ਚਾਹੀਦੀ ਹੈ।
2. **Selecting the message to be conveyed:** Message ਦਾ ਚੁਨਾਵ ਕਰਨ ਲਈ ਨਿਮਨ-ਲਿਖਿਤ ਗੱਲਾਂ ਨੂੰ ਧਿਆਨ ਵਿੱਚ ਰੱਖਣਾ ਚਾਹੀਦਾ ਹੈ।
   (a) Message ਲੋਕਾਂ ਦੀਆਂ ਜਰੂਰਤਾਂ ਅਨੁਸਾਰ ਹੋਣਾ ਚਾਹੀਦਾ ਹੈ।
   (b) Message ਲੋਕਾਂ ਦੀਆਂ ਆਦਤਾਂ ਅਨੁਸਾਰ ਹੋਵੇ।
   (c) Message ਲੋਕਾਂ ਦੀ Age, sex or education level ਨੂੰ ਧਿਆਨ ਵਿੱਚ ਰੱਖ ਕੇ ਬਣਾਉਣਾ ਚਾਹੀਦਾ ਹੈ।
   (d) ਇਹ ਧਰਮ or ਸੁਭਿਆਚਾਰ ਦੇ ਅਨੁਸਾਰ ਹੋਣਾ ਚਾਹੀਦਾ ਹੈ।
   (e) ਜਿੱਥੇ message ਦੇਣਾ ਹੈ ਉਥੋਂ ਦੇ ਲੋਕਾਂ ਦੀ health problem ਨੂੰ ਧਿਆਨ ਵਿੱਚ ਰੱਖ ਕੇ message ਉਨਾਂ ਦੀ ਹੀ ਭਾਸਾਂ or ਆਾਨ ਰੂਪ ਵਿੱਚ ਸਮਝਾਉਣਾ ਚਾਹੀਦਾ ਹੈ।
   (f) Message ਦਿੰਦੇ ਸਮੇਂ ਇਹ ਧਿਆਨ ਰੱਖਣਾ ਚਾਹੀਦਾ ਹੈ ਕਿ ਕਿਸੇ ਕੀ ਵੀ ਧਾਰਮਿਕ or ਸਭਿਆਚਾਰ ਭਾਵਨਾਵਾਂ ਨੂੰ ਠੇਸ ਨਾ ਪਹੁੰਚੇ।
3. **Development plan of operation:**
   (a) ਇੱਕ ਹੀ ਸਮੇਂ ਤੇ ਬਹੁਤ ਸਾਰੀ information ਨਹੀਂ ਦੇਣੀ ਚਾਹੀਦੀ।
   (b) ਆਪਣੇ articles, ਸਮਾਨ, or massage ਦੀ ਪੂਰੀ information ਰੱਖਦੀ ਹੈ।
   (c) Information ਦੇਣ ਦੇ ਬਾਅਦ ਉਸ ਜਾਣਕਾਰੀ ਦੇ ਬਾਰੇ ਵਿੱਚ ਲੋਕਾਂ ਦੇ ਵਿਚਾਰ ਸੁਣਨੇ ਹਨ, or ਉਨਾਂ।
   (d) ਤੇ ਗੋਰ ਵੀ ਕਰਨਾ ਹੈ message ਕਦੋਂ or ਕਿਥੇ ਲਗਾਉਂਦੇ ਹਨ ਇਹ ਵੀ member ਦੀ ਸਹਿਮਤੀ ਨਾਲ ਹੀ ਨਿਸਚਿਤ ਕਰਨੇ ਹਨ।
4. **Developing a plan of message:**
   Display: Complete community hospital or OPD ਵਿਚੋਂ message display ਕਰਨਾ ਲਾਭ ਦਾ ਇੱਕ ਹੋ ਸਕਦਾ ਹੈ।
5. **Organizing of displaying of message:** Message display ਵਿੱਚ ਜਿਨ੍ਹਾਂ ਗੱਲਾਂ ਨੂੰ ਧਿਆਨ ਵਿੱਚ ਰੱਖਣਾ ਚਾਹੀਦਾ ਹੈ ਉਹ ਨਿਮਨ-ਲਿਖਿਤ ਹਨ।
   (a) **Place:** Display ਵਾਲੇ ਉਥੇ ਲਗਾਇਆ ਜਾਣਾ ਚਾਹੀਦਾ ਹੈ ਜਿਥੇ ਲੋਕ ਆਸਾਨੀ ਨਾਲ ਪਹੁੰਚ ਸਕਣ or ਉਥੇ parking ਦਾ ਵੀ ਪ੍ਰਬੰਧ ਹੋਵੇ।
   (b) **Facilities:** Display ਵਾਲੇ place ਵਿੱਚ electricity, water washer rooms or ਜਰੂਰਤ ਦੇ according ਬੈਠਣ ਦਾ ਪ੍ਰਬੰਧ ਹੋਣਾ ਚਾਹੀਦਾ ਹੈ। Old age of children ਦੇ ਲਈ ਖਾਸ ਪ੍ਰਬੰਧ ਹੋਣਾ ਚਾਹੀਦਾ ਹੈ।
   (c) **Time:** Display ਜਿਆਦਾਤਰ ਦਿਨ ਕੇ ਸਮੇਂ ਤੇ ਲਗਾਉਣ ਚਾਹੀਦਾ ਹੈ। ਯਦਿ ਰਾਤ ਵਿੱਚ display ਲਗਾਉਣਾ ਚਾਹੀਦਾ ਹੈ ਤਾਂ light ਦਾ ਸਹੀ arrangement ਹੋਣਾ ਚਾਹੀਦਾ ਹੈ।

(d) **Information:** Display ਦੇ ਬਾਰੇ ਵਿੱਚ ਲੋਕਾਂ ਨੂੰ ਜਾਣਕਾਰੀ ਹੋਣੀ ਚਾਹੀਦੀ ਹੈ ਇਹ information ਅੱਲਗ medium ਦੀ help ਨਾਲ ਕਰਵਾਈ ਜਾ ਸਕਦੀ ਹੈ।

(e) **Guide:** Display ਵਿੱਚ ਜੋ ਵੀ ਸੁਨੇਹੇ ਲਗਾਏ ਗਏ ਹੋਣ ਜਾਂ ਤਾਂ ਉਹ ਆਪਣੇ-ਆਪ ਸਮਝ ਆਉਣ ਦੇ ਯੋਗ ਹੋਣੇ ਚਾਹੀਦੇ ਹਨ। ਜਾਂ ਫਿਰ guide ਦਾ ਪ੍ਰਬੰਧ ਹੋਣਾ ਚਾਹੀਦਾ ਹੈ।

6. **Display material:**
   (a) Picture
   (b) Chart
   (c) Models
   (d) Posters
   (e) Film show
   (f) Slide show

7. **Evaluation:** ਜੋ ਵੀ message ਦਿੱਤਾ ਗਿਆ ਹੈ, ਉਸਦੇ ਪ੍ਰਭਾਵ ਨੂੰ ਜਾਣਨਾ ਚਾਹੀਦਾ ਹੈ, ਜਿਸ ਤੋਂ ਉਸ ਵਿੱਚ ਹੋਰ ਵੀ ਸੁਧਾਰ ਕੀਤਾ ਜਾ ਸਕੇ ਇਸਦੇ ਲਈ ਹੇਠਾਂ ਲਿਖੇ ਗਏ 6 ਪ੍ਰਕਾਰ ਦੇ ਵਿਚਾਰ ਇਕੱਠੇ ਕਰਕੇ ਨਿਰਣੇ ਲਿਆ ਜਾ ਸਕਦਾ ਹੈ। ਜਿਵੇਂ ਕਿ :
   (a) Guide ਦੀ ਸੁਚਨਾ or ਜਾਣਕਾਰੀ ਤੇ ਅਧਾਰਿਤ ਵਿਚਾਰ (ਦਰਸ਼ਕ)
   (b) ਦਰਸ਼ਕ ਦੀ register ਤੇ ਵਿਚਾਰ।
   (c) Newspaper ਦੀ ਸਮੀਕਸਾ।
   (d) **Viewers:** ਇਸਦੇ ਅਨੁਸਾਰ or ਆਪਸੀ ਬਾਤਚੀਤ।
   (e) ਸਥਾਨ ਜਾ ਸੰਸਥਾਵਾਂ ਦੇ ਵਿਚਾਰ।
   (f) Written form questionary.

Advantages of Display

1. ਜਲਦੀ ਸਮਝ ਵਿੱਚ ਆ ਜਾਂਦਾ ਹੈ।
2. Sense organ ਤੇ ਘੱਟ effect ਪੈਂਦਾ ਹੈ।
3. ਜਿਆਦਾ ਤੋਂ ਜਿਆਦਾ ਲੋਕਾਂ ਨੂੰ cover ਕਰ ਸਕਦਾ ਹੈ।
4. ਲੋਕਾਂ ਦਾ participation ਹੁੰਦਾ ਹੈ।
5. Precise presentation ਹੁੰਦੀ ਹੈ or ਲੋਕਾਂ ਦਾ ਧਿਆਨ ਖਿੱਚਦੀ ਹੈ।
6. Lower cost education ਹੁੰਦੀ ਹੈ।
7. ਸਹੀ ਲੋਕਾਂ ਦੇ ਲਈ ਪ੍ਰੇਰਣਾਤਮਿਕ ਹੁੰਦੀ ਹੈ।
8. Non-technical operation ਹੁੰਦਾ ਹੈ।

CHAPTER 2

ਸਟਾਕ ਦੀ ਦੇਖਭਾਲ
(Maintenance of Stocks)

Sub centre ਵਿੱਚ ਪ੍ਰਾਪਤ ਕੀਤੀਆਂ ਵਸਤੂਆਂ or sub centre ਸ਼ੁਰੂ ਕਰਨ ਸਮੇਂ ਲਿਆਂਦੀਆਂ ਗਈਆਂ ਸਾਰੀਆਂ ਵਸ-ਤੂਆਂ ਨੂੰ stocks ਕਿਹਾ ਜਾਂਦਾ ਹੈ। ਜਿਸ ਤਰ੍ਹਾਂ ਸਮੇਂ-2 ਤੇ ਘਰ ਦੀਆਂ ਚੀਜਾਂ ਦੀ ਸੰਭਾਲ or ਗਿਣਤੀ ਘੱਰ ਨੂੰ ਚਲਾਉਣ ਲਈ ਜਰੂਰੀ ਹੁੰਦੀ ਹੈ ਉਸੇ ਤਰ੍ਹਾਂ sub centre ਨੂੰ ਵਲਾਉਣ ਲਈ ਹਿਸਾਬ-ਕਿਤਾਬ ਰੱਖਣਾ ਜਰੂਰੀ ਹੈ।

Maintenance of supply equipment indenting

Health worker ਨੂੰ ਉਨਾਂ ਦੇ health centre supply or equipment ਦਾ ਰੱਖ-ਰਖਾਵ ਕਰਨਾ ਚਾਹੀਦਾ ਹੈ ਜੋ ਨਿਮਨ ਪ੍ਰਕਾਰ ਹੈ :

1. Sub centre ਵਿੱਚ ਫਰਨੀਚਰ, equipment, linens mettres, pillows ਆਦਿ ਦੀ ਸੂਚੀ ਬਣਾ ਕੇ ਰੱਖਣੀ ਚਾਹੀਦੀ ਹੈ or ਉਨਾਂ ਵਿੱਚ ਕੋਈ ਟੁੱਟ-ਫੁੱਟ ਜਾਂ ਖਰਾਬੀ ਹੋਣ ਤੇ written ਵਿੱਚ ਸੂਚਨਾ ਆਪਣੇ ਅਧਿਕਾਰੀ ਨੂੰ ਦੇਣੀ ਚਾਹੀਦੀ ਹੈ।
2. Equipments, drugs or ਅਨੇਕਾਂ articles ਦਾ use ਸਾਵਧਾਨੀ ਪੂਰਵਕ ਕਰਨਾ ਚਾਹੀਦਾ ਹੈ।
3. ਸਾਰੇ articles ਦੀ ਸਫਾਈ or ਉਨਾਂ ਨੂੰ daily disinfected ਕਰਨਾ ਚਾਹੀਦਾ ਹੈ।
4. Drugs, vaccine or contraceptives ਨੂੰ store ਵਿੱਚ ਰੱਖਣਾ ਚਾਹੀਦਾ ਹੈ।
5. Store ਵਿੱਚ vaccine ਨੂੰ ਰੱਖਣ ਲਈ ਰੈਫਰੀਜਰੈਟਰ ਹੋਣਾ ਚਾਹੀਦਾ ਹੈ।
6. Medicine ਦੀ expiry date check ਕਰਦੇ ਰਹਿਣਾ ਚਾਹੀਦਾ ਹੈ।
7. Expiry date ਖਤਮ ਹੋਣ ਤੇ medicine ਨੂੰ ਸੁੱਟ ਦੇਣਾ ਚਾਹੀਦਾ ਹੈ।
8. Sub centre ਦੇ ਅੰਦਰ or ਬਾਹਰ sanitation ਰੱਖਣਾ ਚਾਹੀਦਾ ਹੈ।

Health worker ਨੂੰ sub centre ਤੇ medicine equipment ਅਨੇਕਾ ਸਮਾਨ ਲਈ indent ਭਰ ਕੇ ਆਪਣੇ ਅਧਿਕਾਰੀ ਨੂੰ ਦੇਣਾ ਚਾਹੀਦਾ ਹੈ or stock ਤੇ ਆਉਣ ਤੇ stock ਰਜਿਸਟਰ ਵਿੱਚ ਲਿਖਣਾ ਚਾਹੀਦਾ ਹੈ। ਪਰਮਾਨੈਂਟ equipment ਨੂੰ ਪਰਮਾਨੈਂਟ-ਰਜਿਸਟਰ ਰੱਕਣਾ or medicine ਰਜਿਸਟਰ ਨੂੰ ਅਲੱਗ ਰੱਖਣਾ।

Calculation of Indent as per Population Requirement

Indent ਸਾਰੀਆਂ ਵਸਤੂਆਂ ਦੀ standard ਸੰਖਿਆ or ਉਸ ਦੀ ਜਰੂਰਤ ਦੇ ਅਨੁਸਾਰ ਮਾਤਰਾ ਦੀ ਸੂਚੀ ਬਣਾਉਂਦਾ ਹੈ। ਇਸ ਵਿੱਚ ਸਾਰੀਆਂ ਵਸਤੂਆਂ ਦੇ rate ਨੂੰ ਵੀ ਸ਼ਾਮਿਲ ਕੀਤਾ ਜਾ ਸਕਦਾ ਹੈ।

Indent ਜਰੂਰਤ ਅਨੁਸਾਰ ਬਣਾਉਣਾ ਚਾਹੀਦਾ ਹੈ। ਜਿੰਨੀ ਜੰਨਸੰਖਿਆ ਹੋਵੇ ਉਸਦੇ ਅਨੁਸਾਰ indent ਦੀ ਸੂਚੀ ਬਣਾਉਣੀ ਚਾਹੀਦੀ ਹੈ। Indent ਦੀ ਸੂਚੀ ਬਣਾਉਣ ਸਮੇਂ ਵਸਤੂਆਂ ਨੂੰ ਗਰੂਪ ਵਿੱਚ ਵੰਡਣਾ ਚਾਹੀਦਾ ਹੈ ਜਿਵੇਂ cloth, ਧਾਤੂ ਦਾ ਸਮਾਨ plastic ਦਾ ਸਮਾਨ or ਫਰਨੀਚਰ ਆਦਿ।

ਜਦੋਂ ਵਸਤੂਆਂ ਟੁੱਟ ਜਾਂਦੀਆਂ ਹਨ ਤਾਂ ਇਹਨਾਂ ਦੀ calculation ਵਾਰ-2 ਕਰਨ ਦੀ ਜਰੂਰਤ ਹੁੰਦੀ ਹੈ। ਇਸ ਲਈ ਵਸਤੂਆਂ ਦੀ regular ਜਾਂਚ ਕਰਨੀ ਚਾਹੀਦੀ ਹੈ।

Management Information and Evaluation System

ਕਿਸੇ ਵੀ programme ਨੂੰ ਸਫਲ ਬਣਾਉਣ ਲਈ evaluation ਕਰਨਾ ਬਹੁਤ ਜਰੂਰੀ ਹੈ। Information ਦੇ ਆਧਾਰ ਤੇ programme ਦਾ ਪ੍ਰਬੰਧ ਕਰਨਾ ਚਾਹੀਦਾ ਹੈ ਨਿਮਨ-ਪ੍ਰਕਾਰ ਨਾਲ ਇਸਦੀ evaluation ਕਰਨੀ ਚਾਹੀਦੀ ਹੈ।

1. Health programme ਦੀ ਸਫਲਤਾ ਜਾਂ ਅਸਫਲਤਾ ਦਾ ਪਤਾ ਲਗਾ ਕੇ ਉਸ ਦੀ evaluation ਕਰਨੀ ਚਾਹੀਦੀ ਹੈ।
2. Evaluation ਦੇ ਅਧਾਰ ਤੇ programme ਵਿੱਚ changes ਕਰਨੇ ਚਾਹੀਦੇ ਹਨ।
3. Evaluation ਕਰਨ ਨਾਲ ਤਿੰਨ-2 ਤਰੀਕੇ ਜਿਵੇਂ ਗੱਲ-ਬਾਤ, ਪ੍ਰਸ਼ਨ ਆਦਿ ਕਰਨੇ ਚਾਹੀਦਾ ਹਨ।
4. Evaluation ਪ੍ਰਬੰਧ ਤੋਂ ਭਵਿਖ ਦੇ health programme ਦੀ planning ਨੂੰ ਸਫਲ ਬਣਾਇਆ ਜਾ ਸਕਦਾ ਹੈ।
5. Evaluation ਤੋਂ programme ਦੇ goal ਨੂੰ ਪ੍ਰਾਪਤ ਕੀਤਾ ਜਾ ਸਕਦਾ ਹੈ।

ਇਸ ਲਈ evaluation ਕਰਨ ਨਾਲ health programme ਨੂੰ ਜਿਆਦਾ effecting ਬਣਾਇਆ ਜਾ ਸਕਦਾ ਹੈ or programme ਦੇ result ਨੂੰ ਵੀ evaluate ਕੀਤਾ ਜਾ ਸਕਦਾ ਹੈ।

Definition of Record: ਜੋ ਸੂਚਨਾ written ਰੂਪ ਵਿੱਚ ਦਿੱਤੀ ਜਾਂਦੀ ਹੈ। ਉਸਨੂੰ record ਕਹਿੰਦੇ ਹਨ।

Essential Requirement of Record

1. Record ਹਮੇਸ਼ਾ ਸਾਫ or ਸੁਰਖਿਅਤ ਹੋਣੇ ਚਾਹੀਦੇ ਹਨ or ਸਾਵਧਾਨੀ ਪੂਰਵਕ ਲਿਖੇ ਜਾਣੇ ਚਾਹੀਦੇ ਹਨ।
2. Sub centre ਦੇ record ਹਮੇਸ਼ਾ ਗੁਪਤ ਰੱਖੇ ਜਾਣੇ ਚਾਹੀਦੇ ਹਨ or ਜਿਥੇ record ਰੱਖੇ ਗਏ ਹੋਣ ਉਸ room ਨੂੰ lock ਕਰਨਾ ਚਾਹੀਦਾ ਹੈ।
3. Record ਕੇਵਲ ਉੱਚ ਅਧਿਕਾਰੀ ਜਾਂ ਜਾਂਚ ਅਧਿਕਾਰੀ ਨੂੰ ਪਤਾ ਹੋਣੇ ਚਾਹੀਦੇ ਹਨ।
4. Record ਨੂੰ file ਕਰਕੇ ਰੱਖਣਾ ਚਾਹੀਦਾ ਹੈ।
5. Record ਵਿੱਚ family ਦੀ ਪੂਰੀ information, personal information or house number ਆਦਿ ਲਿਖਣਾ ਚਾਹੀਦਾ ਹੈ।
6. Record ਨੂੰ ਅਲਫਾ ਬੀਟਾ ਕਲੀ ਕ੍ਰਮ ਵਿੱਚ ਰੱਖਣਾ ਚਾਹੀਦਾ ਹੈ।
7. Record ਅਸਾਨੀ ਨਾਲ ਐਮਰਜੈਂਸੀ ਦੇ time ਉਪਲੱਬਧ ਹੋ ਜਾਣੇ ਚਾਹੀਦੇ ਹਨ।
8. Record ਨੂੰ use ਕਰਨ ਤੋਂ ਬਾਅਦ ਫਿਰ ਉਸੇ ਜਗ੍ਹਾਂ ਤੇ ਰੱਖ ਦੇਣਾ ਚਾਹੀਦਾ ਹੈ।
9. ਕੁੱਝ record ਜਿਵੇਂ immunization records T.B. record ਆਦਿ patient ਨੂੰ ਦੇ ਦੇਣੇ ਚਾਹੀਦੇ ਹਨ।

Report of Sub centre

Sub centre ਤੇ health worker ਨੂੰ monthly report ਬਣਾਕੇ ਜਾਂਚ ਅਧਿਕਾਰੀ ਨੂੰ ਦੇਣੀ ਪੈਂਦੀ ਹੈ। ਜਿਸਦੀ ਇਕ photocopy sub centre ਵਿੱਚ ਰੱਖੀ ਜਾਂਦੀ ਹੈ। ਇਹ reports ਨਿਮਨ-ਪ੍ਰਕਾਰ ਹੈ।

1. Immunization work
2. Maternal and child related work
3. Family planning work
4. Home visiting
5. Common aliments ਦਾ treatment
6. Communicable disease
7. Health education activities
8. Environmental sanitation
9. Pulse polio programme.

CHAPTER 3

ਤਾਲਮੇਲ
(Coordination)

ਸਾਥ ਨਿਭਾਉਣਾ ਸਾਥੀਆ, ਇੱਕ ਇੱਕਲਾ ਥੱਕ ਜਾਏਗਾ।
ਮਿਲਕਰ ਬੋਝ ਉਠਾਉਣਾ ਸਾਥੀ ਹੱਥ ਵਟਾਉਣਾ॥

Introduction

ਹੇਠਾਂ ਕੁੱਝ ਲਾਈਆਂ ਐਜਿਹੀਆਂ ਹਨ ਜੋ ਜਿੰਦਗੀ ਦੀ ਸਚਾਈ or ਕੰਮ ਨੂੰ ਪੂਰਾ ਕਰਨ ਦਾ ਮੱਹਤਵ ਦਰਸਾਉਂਦੀ ਹੈ। ਜੇਕਰ ਕੋਈ ਵੱਡਾ ਕੰਮ ਹੋਵੇ ਤਾਂ ਇੱਕ ਇੱਕਲਾ person ਇਸਨੂੰ ਕਰਨ ਦੀ ਕੋਸ਼ਿਸ਼ ਕਰੇ ਤਾਂ ਉਹ fail ਹੋ ਜਾਵੇਗਾ or ਕੰਮ ਵਿੱਚ ਹੀ ਰਹਿ ਜਾਵੇਗਾ ਅਧੂਰਾ।

Health centre ਦਾ purpose ਲੋਕਾਂ ਦਾ health level, life style or life ਦਾ level ਉੱਚਾ ਉਠਾਉਣਾ ਹੈ। ਇਸ ਕੰਮ ਦੀ ਪੂਰੀ 1 person ਨਹੀਂ ਕਰ ਸਕਦਾ। ਇਹ ਕੰਮ ਬਹੁਤ ਸਾਰੇ ਲੋਕਾਂ centre and system ਮਿਲਕੇ ਕਰਦੇ ਹਨ or ਇਸ ਵਿੱਚ coordination ਹੋਣਾ ਬਹੁਤ ਜਰੂਰੀ ਹੈ।

Coordination Define: ਇਸਦਾ meaning 1 ਸਾਂਝੇ ਉਦੇਸ਼ ਦੀ ਪੂਰਤੀ ਦੇ ਲਈ ਕਈ ਲੋਕ ਮਿਲਜੁਲ ਕੇ ਪੂਰੀ ਜਿਮੇਵਾਰੀ ਦੇ ਨਾਲ ਕੰਮ ਕਰਨਾ ਹੈ।

Inter Sectorial Coordinations: Health team centres ਦਾ internal coordination ਇਸ ਉਦੇਸ਼ ਦੀ ਪੂਰਤੀ ਲਈ ਸੱਭ ਤੋਂ ਪਹਿਲਾਂ or ਜਰੂਰੀ step ਹੈ, coordination, ਲਈ 1 incharge ਦਾ ਹੋਣਾ ਵੀ ਜਰੂਰੀ ਹੈ। ਜਿਵੇਂ block level ਤੇ health team ਦਾ incharge (Senior medical officer) ਹੁੰਦਾ ਹੈ or coordination ਦੇ ਲਈ ਇਸਦੇ ਹੇਠਾਂ medical officer, block assistant senior medical inspector, nurse, senior, medical inspector health assistant male, lab-techincian computer operator or clerk ਹੁੰਦੇ ਹਨ।

ਇਨਾਂ ਸੱਭ ਦੇ coordination or health ਤੋਂ ਹੀ chief medical officer ਆਪਣੇ block ਵਿੱਚ health services provide ਕਰਦੇ ਹਨ, or ਆਮ ਲੋਕਾਂ ਦੀ health need ਪੂਰੀ ਕਰਦੇ ਹਨ, ਇਸੇ ਤਰ੍ਹਾਂ ਹੀ sub-centre ਵਿੱਚ MPHW male or female coordination ਦਾ ਕੰਮ ਕਰਦੀ ਹੈ। ਉਹਨਾਂ ਦੀ help ਤੇ health, guide, trained dai village ਵਿੱਚ health services provide ਕਰਦੇ ਹਨ।

Coordination with School Teacher

School health programme ਦੀ help ਤੋਂ student ਵਿੱਚ disease ਸ਼ੁਰੂ ਹੋਣ ਦੀ condition ਨੂੰ find ਕਰਨਾ or treatment ਕਰਨਾ, immunization ਕਰਨਾ, ਉਹਨਾਂ ਨੂੰ good diet ਦੇ ਬਾਰੇ ਵਿੱਚ ਦੱਸਣਾ ਆਲੇ-ਦੁਆਲੇ ਦੀ ਸਫਾਈ

ਬਾਰੇ ਦੱਸਣਾ, ਆਪਣੀ body ਦੀ ਸਫਾਈ ਬਾਰੇ ਦੱਸਣਾ or health education ਦੇਣਾ etc. ਕੰਮ ਕੀਤੇ ਜਾਂਦੇ ਹਨ। ਇਸ goal ਨੂੰ ਪੂਰਾ ਕਰਨ ਲਈ health worker or school teacher ਵਿੱਚ coordination ਹੋਣਾ ਬਹੁਤ ਜਰੂਰੀ ਹੈ।

(a) School teacher ਦੇ coordination ਤੋਂ health worker school health clinic ਲਗਾ ਸਕਦੇ ਹਨ, or teacher parents and association ਨਾਲ meeting ਕਰ ਸਕਦੇ ਹਨ।

(b) School teacher ਦੇ ਨਾਲ ਮਿਲਕੇ health worker health counsellor and educator ਦਾ ਕੰਮ ਕਰ ਸਕਦੇ ਹਨ। School teacher, principle ਦੇ coordination ਤੋਂ children ਦਾ treatment or follow-up ਕਰ ਸਕਦੇ ਹਨ।

- Immunization
- School ਦੇ sanitation programme ਦੀ problem ਦਾ solution ਲੱਭ ਸਕਦੇ ਹਨ।
- Diet related education ਦੇ ਸਕਦੇ ਹਨ।
- Primary care or ਕੁੱਝ condition for expits ਆਉਣਾ accident condition, position, etc. ਵਿੱਚ first aid ਦੇ ਬਾਰੇ ਵਿੱਚ ਦੱਸ ਸਕਦੇ or teacher ਨੂੰ trained ਵੀ ਕਰ ਸਕਦੇ ਹਨ।
- Health education ਦੇ ਸਕਦੇ ਹਨ।
- Girls ਨੂੰ menstrual period ਦੇ ਬਾਰੇ ਵਿੱਚ or menses hygiene ਦੇ ਬਾਰੇ ਦੱਸ ਸਕਦੇ ਹਨ।
- School teacher ਦੇ coordination ਦੀ help ਤੋਂ school health record ਬਣਾਉਣਾ ਬੱਚਿਆਂ ਦੀ height, weight or HB test ਕਰਨਾ or ਇਹਨਾਂ ਨੂੰ time to time record ਕਰਨਾ ਆਦਿ coordination ਦੀ ਉਦਾਹਰਣ ਹਨ।

Coordination with Asha Worker

ਆਸ਼ਾ worker sub centre level ਤੇ national rural health mission ਦੇ ਅਧੀਨ ਆਉਂਦਾ ਹੈ। N.R.H.M. ਦੀ ਕੋਸ਼ਿਸ਼ ਦੇ ਮੁਤਾਬਿਕ ਪਿਛੜੇ area ਵਿਚੋਂ health services ਨੂੰ community level ਤੋਂ ਬੇਹਤਰ ਬਣਾਉਣ ਲਈ Asha worker I girl ਦਾ ਕੰਮ ਕਰੇਗੀ, Asha worker sub centre ਦੀ ANM or Anganwadi worker ਨਾਲ ਮਿਲਕੇ ਉਹਨਾਂ ਦੇ ਅਨੁਸਾਰ ਕੰਮ ਕਰਦੀ ਹੈ।

- Asha worker, ANM or Anganwadi or ਪਿੰਡਾਂ ਦੇ ਲੋਕਾਂ ਦੇ ਵਿੱਚ coordination ਬਣਾਉਣ ਦਾ ਕਮਮ ਕਰਦੀ ਹੈ।
- ਇਹਨਾਂ ਦੇ ਹੀ coordination Asha worker women ਦੀ health ਦਾ Antinatal check-up, hospital ਜਾਂ trained Dai ਤੋਂ Delivery postnatal care, nutrition and health education, etc. ਨਾਲ ਕੰਮ ਕਰਦੀ ਹੈ। ਇਹਨਾਂ ਸਾਰੇ ਕੰਮਾਂ ਨੂੰ ਵੇਖਦੇ ਹੋਏ ਇਹ ਪਤਾ ਚੱਲਦਾ ਹੈ ਕਿ Asha worker or health worker ਵਿੱਚ co-ordination ਹੋਣਾ ਜਰੂਰੀ ਹੈ।

Coordination with Anganwadi Worker

Anganwadi Scheme (ICDS) ਦੇ ਅਧੀਨ ਆਉਂਦੀ ਹੈ। ਇਸ ਯੋਜਨਾਂ ਦੇ ਅੰਤਰਗਤ 1000 population ਦੇ ਪਿੱਛੇ I Anganwadi worker ਕੰਮ ਕਰਦੀ ਹੈ।

- ਹਰ 100 Anganwadi worker ਦੇ ਨਾਲ ICDPC integrated (Child development project officer) or ਇਸਦੇ supervisor 20-25 Anganwadi worker ਦਾ ਕੰਮ ਦੇਖਦੇ ਹਨ।

- Anganwadi worker ਨੂੰ health nutrition, child development ਦੀ basic training ਦਿੱਤੀ ਜਾਂਦੀ ਹੈ। ਇਸਦੇ function ਨਿਮਨ ਹਨ।
  1. Health check-up ਕਰਨਾ।
  2. Immunization
  3. Supplementary feeding
  4. Referral services
  5. Anganwadi worker ਨੂੰ postnatal mother or pregnant women or 6 year ਦੇ ਬੱਚੇ ਲਈ ਲਾਭ ਦਾ ਇੱਕ ਹੈ।
- Angan wadi and health worker male and female coordination ਨਾਲ ਹੀ multi-services ਲੋਕਾਂ ਤੱਕ ਪਹੁੰਚਾਉਂਦੇ ਹਨ।

Coordination with Panchayat

Village ਵਿੱਚ I panchayat ਬਣਾਈ ਜਾਂਦੀ ਹੈ ਇਸ ਵਿੱਚ sarpanch or panch ਹੁੰਦੇ ਹਨ। ਜਿੰਨਾਂ ਨੂੰ village ਦੇ ਲੋਕਾਂ ਦੁਆਰਾ ਹੀ ਚੁਨਾਵ ਕਰਕੇ ਚੁਣਿਆ ਜਾਂਦਾ ਹੈ। ਇਹ ਪਿੰਡ ਵਿੱਚ ਹੋਵ ਵਾਲੇ ਸਾਰੇ ਫੈਸਲੇ ਲੈਂਦੇ ਹਨ or ਪਿੰਡ ਦੇ ਲੋਕ ਇਹਨਾਂ ਦੇ ਫੈਸਲੇ ਨੂੰ ਸੁਣਦੇ ਹਨ or ਮੰਨਦੇ ਹਨ। ਇਸ ਲਈ ਇਹਨਾਂ ਨੂੰ ਨਾਲ ਲੈ ਕੇ ਪਿੰਡ ਦਾ ਕੰਮ ਕਰਨ ਲਈ health education ਦੇਣ ਲਈ panchayat ਦੇ ਨਾਲ health worker ਦਾ coordination ਬਹੁਤ ਜਰੂਰੀ ਹੈ।

Role of NGOs and Coordination with Govt Development

Non-Govt Organization Scheme

India ਇੱਕ ਬਹੁਤ ਵੱਡਾ ਜਨਸੀਖਿਆ ਵਾਲਾ ਦੇਸ਼ ਹੈ। ਇਥੇ ਬਹੁਤ ਸਾਰੇ ਲੋਕ ਰਹਿੰਦੇ ਹਨ or ਉਹਨਾਂ ਦੀ ਅਲੱਗ-2 thinking ਹੈ, ਹਰ ਕਾਫੀ ਧਰਮਾਂ ਦੇ ਲੋਕ ਰਹਿੰਦੇ ਹਨ or ਅਲੱਗ-2 ਸੰਪਰਦਾਵਾਂ ਦੇ ਲੋਕ ਰਹਿੰਦੇ ਹਨ। ਇਹ ਸਭ ਇੱਕ ਹੀ goal ਦੇ ਲਈ ਇਕੱਠੇ ਹੁੰਦੇ ਹਨ। ਇਹ ਸਭ health level, life style ਨੂੰ ਉਪਰ ਉਠਾਉਣ ਲਈ important role ਨਿਭਾਉਂਦੇ ਹਨ। ANM ਜਾਂ ਦੁਸਰੇ health worker ਦਾ ਆਪਣੇ area ਦੇ NGO and ਧਾਰਮਿਕ ਸੰਸਥਾਵਾਂ ਦੇ ਨਾਲ co-ordination ਜਰੂਰੀ ਹੈ। ਕਿਉਂਕਿ ਇੰਨੀ ਜਿਆਦਾ population ਤੇ ਸਰਾਕਰੀ ਖਰਚ ਤੇ health worker or health services ਉਪਲੱਬਧ ਕਰਵਾਉਣਾ ਮੁਸ਼ਕਿਲ ਹੋ ਜਾਂਦਾ ਹੈ। NGO or ਦੁਸਰਿਆ ਸੰਸਥਾਵਾਂ ਦੇ ਨਾਲ coordination ਨਾਲ ਹੀ national policies ਨੂੰ ਪੂਰਾ ਕਰਨ or ਦੂਸਰੇ ਲੋਕਾਂ ਨੂੰ health education ਦੇਣ ਦਾ ਕੰਮ ਪੂਰਾ ਹੋ ਸਕਦਾ ਹੈ।

- Plus polio programme ਵਿੱਚ ਵੀ NGO government school and college ਦਾ participate ਹੋਣਾ ਜਰੂਰੀ ਹੁੰਦਾ ਹੈ।
- ਇਸਤੋਂ ਹੀ ਇਸ programme ਨੂੰ success ਬਣਾਇਆ ਜਾ ਸਕਦਾ ਹੈ।
- NGO Govt. programme ਨੂੰ ਪੂਰਾ ਕਰਨ ਲਈ money articles and worker ਉਪਲੱਬਧ ਕਰਵਾਉਂਦੇ ਹਨ। ਜਿਸਤੋਂ ਕੰਮ ਜਲਦੀ or ਆਸਾਨੀ ਨਾਲ ਹੋ ਜਾਂਦੇ ਹਨ।
- ANM and health worker ਦਾ NGO ਦਾ ਨਾਲ coordination ਕੰਮ ਦੇ ਸਹੀ ਦਿਸ਼ਾ ਦਿੰਦਾ ਹੈ or ਕੀਤੇ ਗਏ ਕੰਮ ਨੂੰ evaluate ਕਰਦਾ ਹੈ। Record and report ਨੂੰ ਕਰਦਾ ਹੈ or ਕੰਮ ਕਰਨ ਦੀ ਸਿਖਲਾਈ ਵੀ ਦਿੰਦਾ ਹੈ। ਇਸ ਲਈ coordination ਬਹੁਤ ਜਰੂਰੀ ਹੈ।

CHAPTER 4

ਰਾਸ਼ਟਰ ਸਿਹਤ ਪ੍ਰੋਗਰਾਮ (National Health Programme)

ਜਦੋਂ ਤੋਂ India ਆਜਾਦ ਹੋਇਆ ਹੈ ਜਦ ਤੋਂ ਹੀ Indian ਸਰਕਾਰ ਨੇ ਲੋਕਾਂ ਦਾ health level ਉਚਾ ਉਠਾਉਣ ਲਈ ਕਈ National health programme ਬਣਾਏ ਅਤੇ ਸ਼ੁਰੂ ਕੀਤੇ। ਇਹਨਾਂ ਵਿਚੋਂ ਕਈ programme international agencies ਨਾਲ ਜੁੜੇ ਹੋਏ ਹਨ। ਕੁੱਝ National Health Programme ਹੇਠਾਂ ਲਿਖੇ ਗਏ ਹਨ :

1. National anti malaria programme
2. National Filaria Control programme
3. National TB control programme
4. National leprosy eradication programme
5. National AIDS control programme
6. Reproductive and child health programme
7. National programme for prevention of blindness
8. Universal immunization programme
9. National water supply and sanitation programme
10. Iodine deficiency disorders control programme
11. Minimum need programme
12. Pulse polio programme
13. National rural health mission programme
14. National Kala-azar control programme
15. National cancer control programme
16. National guinea worm eradication programme
17. National STD control programme
18. National programme of nutrition
19. National mental health programme
20. National diarrhoeal disease control programme
21. National health policy
22. Japanese encephalitis control programme
23. Dengue fever control programme
24. Community development control programme

25. National family welfare programme
26. National diabetes control programme
27. Vector worm disease control programme.

1. **Minimum Need Programme:** ਇਹ programme ਪੰਜ ਸਾਲਾਂ ਯੋਜਨਾਂ ਵਿਚ introduce ਕੀਤਾ ਗਿਆ ਸੀ।

Goals of minimum need programme

(a) ਲੋਕਾਂ ਦੀ minimum need ਨੂੰ ਪੂਰਾ ਕਰਨਾ or ਲੋਕਾਂ ਦੇ standard ਨੂੰ improve ਕਰਨਾ।

(b) Rural health ਨੂੰ improve ਕਰਨਾ।

(c) Rural water supply ਨੂੰ improve ਕਰਨਾ।

(d) Rural electrification ਨੂੰ improve ਕਰਨਾ।

(e) Elementary education provide ਕਰਨਾ।

(f) Adult education ਨੂੰ ਉਤਸਾਹ ਦੇਣਾ।

(g) ਪ੍ਰਾਪਤ nutrition provide ਕਰਵਾਉਣਾ।

(h) Environmental improvement

(i) Houses availability.

2. **National Rural Health Mission (NRHM):** ਇਹ mission ਪ੍ਰਧਾਨ ਮੰਤਰੀ ਵੱਲੋ ਪੂਰੇ ਦੇਸ਼ ਵਿੱਚ 12 may 2005 ਵਿੱਚ ਲਾਗੂ ਕੀਤਾ ਸੀ। ਇਸ mission ਵਿੱਚ ਭਾਰਤ Govt ਦੀ ਤਰਫੋਂ ਅਲੱਗ-2 health services or scheme ਨੂੰ ਇਕ ਹੀ ਜਗ੍ਹਾ ਤੇ ਕਰ ਦਿੱਤਾ ਗਿਆ or ਨਵੀ ਸਕੀਮ ਵੀ ਸਾਮਿਲ ਕਰ ਦਿੱਤੀ ਗਈ। ਇਹਨਾਂ ਸਕੀਮਾਂ ਦੀਆਂ ਚਾਰ ਮੁੱਖ ਵਿਸ਼ੇਸ਼ਤਾਵਾਂ ਨਿਮਨ ਹਨ :

(a) Infant mortality rate and maternal mortality rate ਨੂੰ ਘੱਟ ਕਰਨਾ।

(b) ਇਸ mission ਦੇ under health ਸਕੀਮ ਨੂੰ decentralization ਕੀਤਾ ਗਿਆ or ਹਰ ਪੰਚਾਇਤ or sub-centre ਤੋਂ ਲੈਕੇ district level ਤੱਕ ਅਲੱਗ-2 ਕਮੇਟੀਆਂ or health centre ਵਿੱਚ ਪ੍ਰਸ਼ਾਸ਼ਨਿਕ ਅਧਿਕਾਰ ਦਿੱਤੇ ਗਏ।

(c) ਇਸ mission ਦੀ ਤੀਸਰੀ ਵਿਸ਼ੇਸ਼ਤਾ ਇਹ ਹੈ ਕਿ ਪੰਚਾਇਤੀ ਰਾਜ organization ਨੂੰ health ਸਕੀਮ ਨਾਲ ਜੋੜਿਆ ਜਾਵੇ। ਪਿੰਡਾਂ ਤੋਂ ਲੈ ਕੇ ਜਿਨ੍ਹੇ ਦੇ level ਤੱਕ planning or monitoring ਕਮੇਟੀ ਬਣਾਈ ਗਈ ਜਿਸ ਵਿੱਚ ਪੰਚਾਇਤੀ ਰਾਜ organization ਦਾ participation ਹੋਵੇ।

(d) ਇਸ mission ਦੀ ਚੌਥੀ ਵਿਸ਼ੇਸ਼ਤਾ ਇਹ ਹੈ ਕਿ health centre ਨਾਲ ਜੁੜੇ ਦੂਸਰੇ centre ਜਿਵੇਂ water supply sanitation, women and children development centre and education centre ਨਾਲ co-ordination ਕਰਕੇ health ਸਕੀਮ ਨੂੰ ਹੋਰ ਮਜਬੂਤ ਕਰਨਾ ਹੈ।

ਇਸ mission ਦੇ ਮੁੱਖ purpose ਨਿਮਨ ਹਨ :

(a) ਦੇਸ਼ ਵਿੱਚ IMR or MMR ਨੂੰ ਘੱਟ ਕਰਨਾ।

(b) Health centre ਵਿੱਚ delivery ਦੀ ਦਰ ਨੂੰ ਉਠਾਉਣਾ।

(c) ਹਰ men, women, old person or children ਨੂੰ ਜਰੂਰੀ health facilities ਉਹਨਾਂ ਦੀ ਪਹੁੰਚ ਤੱਕ ਉਪਲੱਬਧ ਕਰਵਾਉਣਾ।

(d) ਲੋਕਾਂ ਨੂੰ health, hygiene or nutrition ਦੇ ਬਾਰੇ ਜਾਣਕਾਰੀ ਦੇਣਾ।

(e) Communicable disease ਤੇ control ਕਰਨਾ।
(f) Ayush system ਦੀ services ਦੀ hospital ਵਿੱਚ ਉਪਲੱਬਧ ਕਰਾਉਣਾ।
(g) Population control ਕਰਨਾ।

Govt. health programme ਨੂੰ ਸਫਲ ਬਣਾਉਣ ਦੀ ਕੋਸ਼ਿਸ਼ ਕਰਦੀ ਹੈ। ਸਾਰੇ hospital ਵਿਚੋਂ equipment and instrument and ਜਰੂਰੀ ਸਟਾਫ ਦੀ ਕਮੀ ਪੂਰੀ ਕਰਦੀ ਹੈ।

3. **National Goitre Control Programme:** National Iodine deficiency disorder control programme. Indian Govt. ਨੇ 1960 ਵਿੱਚ Goitre control programme start ਕੀਤਾ ਸੀ। ਇਹ programme iodized salting ਕਰਨ ਤੇ ਅਧਾਰਿਤ ਸੀ। ਹੁਣ ਇਸਦਾ ਨਾਮ change ਕਰਕੇ national iodine deficiency disorder control programme ਰੱਖ ਦਿੱਤਾ ਗਿਆ।

Goals:

(a) Iodine deficiency disorder ਲਈ survey ਕਰਨਾ।
(b) Iodized salt ਵੰਡਣਾ।
(c) Iodized salt ਦੀ position ਨੂੰ ਜਾਂਚਣਾ।
(d) Health ਨੂੰ promote ਕਰਨ ਲਈ। Health education provide ਕਰਨਾ।
(e) Iodine ਦੀ ਉਪਸਥਿਤੀ ਦੇਖਣ ਲਈ salt ਦਾ lab test ਕਰਨਾ।

Role of Nurse:

(a) Survey
(b) Early detection
(c) Surveillance
(d) Notification
(e) Record and report
(f) Arrangement of programme
(g) Improving health habits
(h) Distribution of salt
(i) Lab test
(j) Health education on diet, environment
(k) Personal hygiene regular check-up
(l) Public awareness
(m) Training and education to worker
(n) Screening of pregnant women
(o) Education recording iodine.

National Guinea Worm

National guinea worm eradication programme 1984 ਵਿੱਚ ਸ਼ੁਰੂ ਕੀਤਾ ਗਿਆ। ਇਹ programme WHO ਦੀ help ਨਾਲ ਚਲਾਇਆ ਗਿਆ। India ਵਿੱਚ ਅਗਸਤ 1966 ਨੂੰ Guinea worm ਪੂਰੀ ਤਰ੍ਹਾਂ ਨਾਲ eradicate ਕੀਤਾ ਗਿਆ। ਇਸ ਤੋਂ ਬਾਅਦ ਇਕ single ਦੇਸ ਦੀ ਵੀ report ਨਹੀਂ ਕੀਤੀ ਗਈ।

National Programme of Nutrition

ਇਸ programme ਦੇ under and programme ਨੂੰ include ਕੀਤਾ ਗਿਆ ਹੈ।

1. **Vitamin (A) prophylaxis:** Ministry of health and family welfare ਦੀ ਤਰਫ ਤੋਂ ਇਹ programme 1970 ਵਿੱਚ ਸ਼ੁਰੂ ਕੀਤਾ ਗਿਆ ਸੀ। ਇਸਦਾ main role ਇਹ ਸੀ ਕਿ health worker ਦੀ help ਤੋਂ ਸਾਰੇ school age childrens ਨੂੰ vitamin A ਦੀ 2,00000 unit ਦੀ ਦੋ dose orally ਦੇ ਕੇ blindness ਨੂੰ control ਕੀਤਾ ਜਾਵੇ।
2. **Prophylaxis against nutritional anaemia:** Indian Govt ਨੇ ਇਹ programme 4-5 ਸਾਲਾਂ ਯੋਜਨਾਂ plan ਦੇ ਦੌਰਾਨ start ਕੀਤਾ ਗਿਆ ਸੀ। ਇਸਦਾ main aim folic acid ਦੀਆਂ tablets pregnant women or young childrens ਨੂੰ ਦੇਕੇ Anaemia ਨੂੰ prevent ਕੀਤਾ ਜਾਵੇ।
3. **Control of iodine deficiency disorder:** ਇਹ programme 1962 ਨੂੰ start ਕੀਤਾ ਗਿਆ ਸੀ। ਇਸਦਾ main aim goitre endemic areas ਨੂੰ access ਕਰਕੇ common salt ਦੀ ਜਗ੍ਹਾਂ iodized distribute ਕਰਕੇ goitre ਨੂੰ control ਕਰਨਾ ਸੀ।
4. **Specially nutritional programme:** ਇਹ programme 1970 ਵਿੱਚ ਸ਼ੁਰੂ ਕੀਤਾ ਗਿਆ ਸੀ। ਇਸਦਾ main aims target groups, e.g. children block 6 year of age pregnant and nursing mother areas of trial and backward rural area ਦਾ nutritional starts ਨੂੰ improve ਕਰਨਾ ਸੀ। ਇਸ ਵਿੱਚ ਇਹ ਦੱਸਿਆ ਗਿਆ ਕਿ ਹਰ ਇਕ ਬੱਚੇ ਨੂੰ 300 HCL or 10-12 gm protein ਦਿੱਤਾ ਜਾਣਾ ਚਾਹੀਦਾ ਹੈ or pregnant women or nursing mother ਨੂੰ ਇੱਕ ਸਾਲ ਵਿੱਚ 300 days ਤੱਕ 500 KCL or 25 gm protein ਦਿੱਤਾ ਜਾਣਾ ਚਾਹੀਦਾ ਹੈ।
5. **Balwadi nutrition programme:** ਇਹ programme rural area ਵਿੱਚ 3 ਤੋਂ 6 ਸਾਲ ਤੱਕ ਦੇ ਬੱਚਿਆਂ ਨੂੰ ਲਾਭ ਪਹੁੰਚਾਉਣ ਲਈ ਸਨ 1970 ਵਿੱਚ start ਕੀਤਾ ਗਿਆ ਸੀ। ਇਹ programme childrens ਨੂੰ primary education provide ਕਰਦਾ ਹੈ or 300 KCL or 10 gm protein/child/day provide ਕਰਦਾ ਹੈ।
6. **I.C.D.S. programme:** ਇਹ programme 1975 ਵਿੱਚ ਸ਼ੁਰੂ ਕੀਤਾ ਗਿਆ ਸੀ। ਇਸ programme ਦੇ under lactating mother, pregnant women, adolescents girls or 6 ਸੀਲ ਤੋਂ ਛੋਟੇ ਬੱਚਿਆਂ ਨੂੰ supplementary nutrition vitamin A iron and folic acid ਦੀਆਂ tablets ਦਿੱਤੀਆ ਹਨ। ਜੋ workers ਇਸ programme ਵਿੱਚ village level ਤੇ services provide ਕਰਦੇ ਹਨ ਉਹਨਾਂ ਨੂੰ angan wadiworker ਕਿਹਾ ਜਾਂਦਾ ਹੈ। ਇੱਕ angan wadi worker ਇੱਕ ਹਜਾਰ ਦੀ population ਨੂੰ cover ਕਰਦਾ ਹੈ।
7. **Midday Meal programme:** ਇਸ ਨੂੰ school ਲੌਂਚ programme ਦੇ ਨਾਂ ਨਾਲ ਜਾਣਾ ਜਾਂਦਾ ਹੈ। ਇਹ programme 1961 ਤੋਂ ਪੂਰੇ ਦੇਸ਼ ਵਿੱਚ ਚਲ ਰਿਹਾ ਹੈ। ਇਸ programme ਦਾ ਸੱਭ ਤੋਂ ਵੱਡਾ purpose ਹੈ ਕਿ school ਵਿੱਚ ਬੱਚਿਆਂ ਦਾ ਜਿਆਦਾ-2 admission ਕਰਵਾਉਣਾ ਹੈ। ਜਿਸ ਨਾਲ ਦੇਸ਼ ਵਿਚੋਂ ਅਨਪੜ੍ਹਤਾ ਖਤਮ ਕਰਕੇ literacy ਨੂੰ improve ਕੀਤਾ ਜਾ ਸਕੇ। ਇਸ ਲਈ ਨਿਮਨ-ਲਿਖਿਤ principle ਹਨ :
   (a) ਜੋ meal ਦਿੱਤਾ ਜਾਂਦਾ ਹੈ ਉਹ supplementary ਹੋਣਾ ਚਾਹੀਦਾ ਹੈ।
   (b) ਇਸ meal ਘੱਟ ਤੋਂ ਘੱਟ total energy requirement ਦਾ 1/3 part ਮਿਲਣਾ ਚਾਹੀਦਾ ਹੈ or protein requirement ਦਾ 1/2 ਹਿੱਸਾ ਮਿਲਣਾ ਚਾਹੀਦਾ ਹੈ।
   (c) Meal ਦੀ cost ਘੱਟ ਹੋਣੀ ਚਾਹੀਦੀ ਹੈ।
   (d) Meal change ਹੁੰਦੇ ਰਹਿਣੇ ਚਾਹੀਦੇ ਹਨ।

(e) Menu ਅਜਿਹਾ ਹੋਣਾ ਚਾਹੀਦਾ ਹੈ ਜੋ school ਵਿੱਚ ਆਸਾਨੀ ਨਾਲ ਤਿਆਰ ਕੀਤਾ ਜਾ ਸਕੇ।

(f) ਜਿਥੋਂ ਤੱਕ ਸੰਭਵ ਹੋ ਸਕੇ locally ਮਿਲਣ ਵਾਲਾ food ਤਿਆਰ ਕਰਨਾ ਚਾਹੀਦਾ ਹੈ ਜਿਸਦੀ ਕੀਮਤ ਨੂੰ ਘੱਟ ਕੀਤਾ ਜਾ ਸਕੇ।

8. **M.D.M. scheme:** ਇਸ programme ਨੂੰ national programme of nutritional sports to primary education ਵੀ ਕਿਹਾ ਜਾਂਦਾ ਹੈ। ਇਹ programme 1999 ਨੂੰ start ਕੀਤਾ ਗਿਆ। ਇਸ programme ਦਾ main objective school children ਦਾ nutritional status ਨੂੰ improve ਕਰਨਾ or equal education ਦੇਣਾ ਸੀ। ਇਸਦੇ ਕੁਝ ਸਾਭਾਵ ਅੱਗੇ ਦਿੱਤੇ ਗਏ ਹਨ :

(a) Food grains safe ਜਗ੍ਹਾਂ ਤੇ store ਕੀਤੇ ਜਾਣੇ ਚਾਹੀਦੇ ਹਨ ਜਿਥੇ ਇਹਨਾਂ ਨੂੰ ਨਮੀ ਤੋਂ ਬਚਾਇਆ ਜਾ ਸਕੇ।

(b) ਸਾਰੇ wheat ਜਾ broken wheat midday meal ਤਿਆਰ ਕਰਨ ਲਈ use ਕੀਤੇ ਜਾਣੇ ਚਾਹੀਦੇ ਹਨ।

(c) ਦਾਲਾਂ ਵਿੱਚ ਬਹੁਤ ਜਿਆਦਾ ਮਾਤਰਾ protein ਪਾਇਆ ਜਾਂਦਾ ਹੈ। ਇਹ good quality ਦੀ ਹੋਣੀ ਚਾਹੀਦੀ ਹੈ।

(d) Vegetable ਨੂੰ ਕੱਟਣ ਤੋਂ ਪਹਿਲਾਂ ਧੋਣਾ ਚਾਹੀਦਾ ਹੈ।

(e) Cooking ਕਰਨ ਤੋਂ ਬਾਅਦ use ਵਿੱਚ water ਬਚ ਜਾਂਦਾ ਹੈ ਤਾਂ ਇਸਨੂੰ ਚਾਲ ਵਿੱਚ mix ਕਰ ਲੈਣਾ ਚਾਹੀਦਾ ਹੈ ਇਸਨੂੰ ਅਲੱਗ ਪਕਾਉਣਾ ਚਾਹੀਦਾ ਹੈ।

(f) Cooking ਜਰੂਰਤ ਅਨੁਸਾਰ ਹੋਣੀ ਚਾਹੀਦੀ ਹੈ।

(g) Overcooking ਨੂੰ avoid ਕਰਨਾ ਚਾਹੀਦਾ ਹੈ।

(h) ਕੇਵਲ iodized salt ਹੀ use ਕਰਨਾ ਚਾਹੀਦਾ ਹੈ।

(i) Oil ਨੂੰ ਦੂਸਰੀ ਵਾਰ ਗਰਮ ਨਹੀਂ ਕਰਨਾ ਚਾਹੀਦਾ ਹੈ।

(j) Carrot, reddish, ਦੇ leafy part ਨੂੰ ਸੁਟਣਾ ਨਹੀਂ ਚਾਹੀਦਾ ਹੈ।

National Diarrhoeal Disease Control Programme

Indian Govt. ਨੇ diarrhoeal disease ਨੂੰ control ਕਰਨ ਲਈ 1982 or 1985 ਵਿੱਚ ਇਹ programme start ਕੀਤਾ ਗਿਆ।

1. Survey of area the help of worker.
2. Identification cases record than give treatment.
3. Diagnosis of disease different that in category for disease ਦੀ ਪਹਿਚਾਣ ਕਰਨਾ or ਉਹਨਾਂ ਵਿੱਚ ਇਹ ਪਤਾ ਲਗਾਉਣਾ ਕਿ ਉਹ mild ਹੈ moderate ਹੈ ਜਾਂ severe ਹੈ।
4. ਇਹ plan ਕਰਨਾ ਹੈ ਕਿ ਦੇਸ਼ ਲਈ ਕੀ action ਦੇਣ ਦੀ ਜਰੂਰਤ ਹੈ ਜਿਵੇਂ ORS ਦੀ ਜਰੂਰਤ ਹੈ ਜਾਂ ਨਹੀਂ test ਕਰਵਾਉਣ ਦੀ ਜਰੂਰਤ ਹੈ ਜਾਂ ਨਹੀਂ।
5. Community ਨੂੰ preparation ਕੀ demo ਦੇਣੀ।
6. Senior medical officers ਨੂੰ ਕੇਸਾਂ ਬਾਰੇ ਜਾਣਕਾਰੀ ਦੇਣਾ।
7. Medication ਦੇਣਾ ਜੇਕਰ severe problem ਹੋ ਜਾਣੇ ਤਾਂ or antibiotics ਦੇਣੀ ਹੈ।
8. Diet

9. Record and report
10. Training or education
11. Health education.

- ਲੋਕਾਂ ਨੂੰ proper feeding technique ਦੇ ਬਾਰੇ ਦੱਸਣਾ।
- Bottle feeding ਨੂੰ ਰੋਕਣਾ ਜੇਕਰ bottle use ਕਰਨੀ ਹੈ ਤਾਂ daily ਇਸਨੂੰ 4-5 ਵਾਰ boil ਕਰਨਾ ਚਾਹੀਦਾ ਹੈ।
- Nipple ਨੂੰ touch ਨਹੀਂ ਕਰਨਾ।
- Fling control method use ਕਰੇ।
- Maintain personal hygiene.
- Maintain environment hygiene.
- Good disposal ਤਕਨੀਕ, e.g. open defication should be avoided.
- Pure water use ਕਰਨਾ ਚਾਹੀਦਾ ਹੈ।
- Handwashing ਕਰਨੀ ਚਾਹੀਦੀ ਹੈ। ਖਾਣਾ ਖਾਣ ਤੋਂ ਪਹਿਲਾ।
- Patient ਦੁਆਰਾ use ਕੀਤੇ ਗਏ articles ਨੂੰ milk or water ਨੂੰ boil ਕਰਨਾ ਚਾਹੀਦਾ ਹੈ।
- Maintain food hygiene or ਸਬਜੀਆਂ ਨੂੰ ਕੱਟਣ ਤੋਂ ਪਹਿਲਾਂ wash ਕਰਨਾ ਚਾਹੀਦਾ ਹੈ।
- Nails should be cuts.
- ਸਾਰਿਆਂ ਘਰਾਂ ਵਿੱਚ ORS pact ਵੰਡਣੇ ਚਾਹੀਦੇ ਹਨ।
- Health worker ਨੂੰ diarrhoea control ਦੇ ਬਾਰੇ ਸਾਫ-ਸਫਾਈ ਰੱਖਣ ਬਾਰੇ education ਦੇਣੀ ਚਾਹੀਦੀ ਹੈ।
- Programme ਵਿੱਚ participate ਕਰਨਾ ਚਾਹੀਦਾ ਹੈ।
- Regular treatment.
- Diet ਸ਼ਰਾਬ or spicy food ਨੂੰ avoid ਕਰਨਾ ਚਾਹੀਦਾ ਹੈ।
- ਲੋਕਾਂ ਨੂੰ health education ਦੇਣਾ diarrhoea ਵਿੱਚ ਹੋਣ ਵਾਲੀਆਂ ਕਟਿ ਨਾਲੀਆਂ ਵਿੱਚ।
- Follow-up regular.

Minimum Need Programme

ਇਹ programme ਪੰਜ ਸਾਲਾਂ ਯੋਜਨਾ ਦੇ ਅਧੀਨ ਸ਼ੁਰੂ ਕੀਤਾ ਗਿਆ ਸੀ।

Goals

1. ਲੋਕਾਂ ਦੀ minimum needs ਨੂੰ ਪੂਰਾ ਕਰਨਾ or ਲੋਕਾਂ ਦੇ standards ਨੂੰ ਵਧਾਉਣਾ।
2. Rural health
3. Rural water supply
4. Rural electrification
5. Elementary education
6. Adult education, adolescence education
7. Nutrition education
8. Environment improvement
9. Houses facilities.

National Health Policy 1983

- Birth rate 21/thousand.
- Death rate 9/thousand.
- Child mortality rate 60/thousand 1000.
- Net reproductive rate less than family size 2-3 person.

National Health Policy 2002

ਇਸਦਾ main aim, e.g. MR ਨੂੰ 30/1000 ਤੱਕ or MMR ਨੂੰ 100/10000 ਤੋਂ ਘੱਟ ਕਰਨਾ ਸੀ।

Components of Programme

1. Administration or organizations ਇਸ ਵਿੱਚ worker ਨੂੰ appoints ਕੀਤਾ ਜਾਂਦਾ ਹੈ or resources arrange ਕੀਤਾ ਜਾਂਦੇ ਹਨ।
2. Medical paramedical or nursing staff ਨੂੰ training ਦਿੱਤੀ ਜਾਂਦੀ ਹੈ।
3. Social and health education ਦਿੱਤੀ ਜਾਂਦੀ ਹੈ।
4. Supply of health services family welfare ਦਾ scope ਬਹੁਤ ਜਾਂਦਾ ਹੈ ਇਸ ਵਿੱਚ ਨਿਮਨ activities ਦਿੱਤੀਆਂ ਗਈਆਂ ਹਨ :
   (a) Maternal and child health
   (b) Reproductive child health
   (c) Small family norms
   (d) School health
   (e) Contraceptive
   (f) Immunization
   (g) Activities related to eligible couples
   (h) Distribution of contraceptive
   (i) Sterility treatment.

Japanese Encephalitis Control Programme

ਇਹ disease small virus ਕਾਰਣ ਹੁੰਦੀ ਹੈ or mosquito ਦੁਆਰਾ ਫੈਲਦੀ ਹੈ। ਇਸ disease ਕਾਰਣ ਹੋਣ ਵਾਲੇ death rate ਬਹੁਤ ਜਿਆਦਾ ਹਨ। ਉਪਲੱਬਧ ਜਾਣਕਾਰੀ ਅਨੁਸਾਰ ਹੁਣ ਤੱਕ ਇਹ ਬੀਮਾਰੀ 24 states ਵਿੱਚ ਪਹੁੰਚ ਚੁੱਕੀ ਹੈ। 1995 ਵਿੱਚ ਇਸ disease ਦੁਆਰਾ 942 ਲੋਕਾਂ ਦੀ, death ਹੋਣੀ ਸੀ। ਇਸਨੂੰ control ਕਰਨ ਲਈ 1996 ਵਿੱਚ ਇਹ programme part ਕੀਤਾ ਗਿਆ ਸੀ। ਜਿਸ ਵਿੱਚ ਨਿਮਨ activities ਹਨ।

1. Treatment of patient
2. Preparation of vaccine
3. Monitoring of suspected patient
4. Find out risk groups
5. Disease ਨੂੰ control ਕਰਨ ਲਈ effective implementation ਦਿੱਤਾ ਜਾਣਾ ਚਾਹੀਦਾ ਹੈ।

Dengue Fever Control Programme

ਇਹ programme 1996 ਵਿਚ New Delhi ਵਿੱਚ dengue fever ਦਾ outbreak notice ਕੀਤਾ ਗਿਆ। ਉਸੇ time 42 dengue fever ਦੂਸਰੇ state ਵਿੱਚ ਵੀ report ਕੀਤਾ ਗਿਆ ਸੀ। ਇਸ ਲਈ Indian Govt. ਨੇ ਇਸਨੂੰ control ਕਰਨ ਲਈ or prevent ਕਰਨ ਲਈ ਕੁੱਝ guidelines ਤਿਆਰ ਕੀਤੀ ਹੈ ਜੋ ਅੱਗੇ ਹੈ।

1. Identification of out break
2. Vector control
3. Case management
4. Prevention monitoring, reporting of cases.

Community Development Programme

Community development ਇੱਕ process ਹੈ ਜਿਸ ਵਿੱਚ ਸਾਰੀ community ਲਈ economic and social problem ਦੀ condition ਬਣਾਈ ਜਾਂਦੀ ਹੈ।

United nation ਨੇ ਜੋ community development ਦੀ ਭਾਸ਼ਾ ਨਿਮਨ ਦੱਸੀ ਹੈ :

1. ਇਸਦੇ ਅਨੁਸਾਰ community development ਇਕ process ਹੈ। ਜਿਸ ਵਿੱਚ community ਦੇ ਲੋਕਾਂ ਦਾ ਆਪਣਾ effect Govt authorities ਦੇ ਨਾਲ ਮਿਲਕੇ community ਦੀ economic social cultural condition ਨੂੰ improve ਕੀਤਾ ਜਾਂਦਾ ਹੈ।
2. ਇਹ programme India ਵਿੱਚ 1952 ਵਿੱਚ start ਹੋਇਆ ਪਹਿਲੇ ਪੰਜ ਸਾਲਾਂ ਦੇ ਦੌਰਾਨ rural population ਨੂੰ ਇਸ process ਵਿੱਚ ਆਪਣੇ ਖੁਦ ਦੇ welfare measure ਨੂੰ plan ਕਰਨ ਲਈ involve ਕੀਤਾ ਗਿਆ। Community development ਦੇ ਅਨੁਸਾਰ ਉਹਨਾਂ ਸਾਰੇ blocks ਲਈ ਇਹ programme ਸ਼ੁਰੂ ਕੀਤਾ ਗਿਆ ਜੋ 100 ਪਿੰਡਾਂ ਨੂੰ cover ਕਰਦੇ ਹਨ ਜਿੰਨਾਂ ਦੀ ਸੰਖਿਆ 1000 ਸੀ।

National Surveillance Programme for Communicable Disease

India Govt. ਨੇ national surveillance programme for communicable disease 1977 and 1978 ਵਿੱਚ ਸ਼ੁਰੂ ਕੀਤਾ ਗਿਆ ਸੀ। ਇਸ programme ਦੇ objective ਨਿਮਨ ਹਨ।

1. Training of medical and paramedical worker.
2. Setting up or development of Labs.
3. Improvement of communication technique.
4. Encourage in the participation of community.
5. Dissemination of technical information guide lines

Role of Nurses Controlling Communicable Disease

1. **Administration:** Nurse nursing administration ਦੇ plan ਨੂੰ planning ਕਰਨ ਵਿੱਚ or implement or evaluate ਕਰਨ ਲਈ responsibility ਹੁੰਦੀ ਹੈ। ਇਹ ਕੰਮ ਉਹ communicable disease ਨੂੰ control ਕਰਨ ਲਈ PHC or ਉਸਨਾਲ ਜੁੜੇ sub centre ਤੇ ਕਰਦੀ ਹੈ।

   ਇਹ home visit ਕਰਦੀ ਹੈ or workers ਨੂੰ community ਦੇ ਲੋਕਾਂ ਨੂੰ disease ਦੇ ਵਿਰੁੱਧ vaccination ਦੇ ਬਾਰੇ ਵਿੱਚ educate ਕਰਨ ਲਈ encourage ਕਰਦੀ ਹੈ।

2. **Immunization:** ਇਸ nurse vaccination comfort arrange ਕਰਦੀ ਹੈ or immunization level ਵਧਾਉਣ ਲਈ home visiting ਦੇ ਦੁਆਰਾ ਬੱਚੇ ਨੂੰ immunize ਕਰਦੀ ਹੈ।
3. **Good health habit:** ਇਸ ਵਿੱਚ nurse ਲੋਕਾਂ ਨੂੰ good health habit ਦੇ ਬਾਰੇ ਦੱਸਦੀ ਹੈ or health habits ਨੂੰ maintain ਕਰਨ ਦੇ ਬਾਰੇ ਦੱਸਦੀ ਹੈ ਜਿਸ ਵਿਚੋਂ ਉਹ personal hygiene, environment hygiene nutrition and diet specially to mother and babies or childrens ਦੇ ਬਾਰੇ ਦੱਸਦੀ ਹੈ।
4. **Health education:** C.H.N. ਲੋਕਾਂ ਨੂੰ health education provide ਕਰਦੀ ਹੈ or communicable disease ਨੂੰ prevent ਕਰਨ ਲਈ ਲੋਕਾਂ ਨੂੰ educate ਕਰਦੀ ਹੈ ਉਹ community ਨੂੰ communicable disease ਦੇ causes, prevention of control ਦੇ ਬਾਰੇ ਦੱਸਦੀ ਹੈ।
5. **Records:** C.H.N. time to time ਸਾਰੇ health events ਦੇ records maintain ਕਰਦੀ ਹੈ ਜਿਵੇਂ ਕਿ immunization record, sickness rate records, medical cases record community ਦੇ ਲੋਕਾਂ ਦੇ health status ਨੂੰ assessment ਕਰਨ ਵਿੱਚ ਵੀ help ਕਰਦੇ ਹਨ।
6. **Early case finding:** Screening test ਦੁਆਰਾ ਇਹ ਕਿਸੇ ਵੀ communicable disease ਨੂੰ findout ਕਰਦੀ ਹੈ or early stage ਲਈ preventable care provide ਕਰਦੀ ਹੈ।
7. **Surveillance:** ਅਜਿਹੇ factor ਨੂੰ find ਕਰਦੀ ਹੈ। ਜੋ ਕਿਸੇ disease ਦੇ occurrence or distribution ਦੇ ਲਈ ਜਿੰਮੇਵਾਰ ਹੁੰਦੇ ਹਨ or ਦੂਸਰੀ condition ਵਿਚ ਵੀ ਜੋ poor health ਨੂੰ ਵਾਧਾ ਦਿੰਦੀ ਹੈ।

National Family Welfare Programme

Required level ਤੱਕ birth rate ਨੂੰ ਘੱਟ ਕਰਨ ਦੇ ਉਦੇਸ਼ ਨਾਲ ਇਹ programme 1951 ਨੂੰ start ਕੀਤਾ ਗਿਆ ਸੀ। ਇਸਦੇ objectives ਨਿਮਨ ਪ੍ਰਕਾਰ ਹਨ :

1. ਆਪਣੇ-ਆਪ select ਕਰਕੇ family planning method ਨੂੰ ਅਪਣਾਉਣਾ।
2. Planning family importance ਨੂੰ ਉਤਸਾਹ ਦੇਣਾ।
3. Small family norms ਨੂੰ ਅਪਣਾਉਣਾ।
4. Programme ਵਿੱਚ voluntary organization, local leaders, self Govt. ਦਾ participation ਕਰਨਾ।
5. ਜਨਤਾ ਦੇ ਅੰਦਰ health education ਨੂੰ ਜਿਆਦਾ ਤੋਂ ਜਿਆਦਾ use ਕਰਨਾ।

India ਅਜਿਹੀ ਪਹਿਲੀ country ਹੈ ਜਿਥੇ Govt level ਤੇ family welfare programme ਨੂੰ implement ਕੀਤਾ ਗਿਆ।

National Health Policy 1983

Birth rate - 21/1000

Death rate - 9/1000

Child mortality rate - less than 60/1000

Net reproductive rate - less than - 1

Family size - 2-3 person.

National Health Policy 2002

ਇਸਦਾ main ਮਕਸਦ IMR ਨੂੰ 30/1000 ਤੱਕ or MMR 100/10000 ਤੱਕ ਘੱਟ ਕਰਨਾ ਸੀ।

Components of Programmes

1. **Administration and Organization:** ਇਸ ਵਿੱਚ workers ਨੂੰ appoint ਕੀਤਾ ਜਾਂਦਾ ਹੈ or resources and arrange ਕੀਤਾ ਜਾਂਦੇ ਹਨ।
2. Medical, paramedical or nursing staff ਨੂੰ training ਦਿੱਤੀ ਜਾਂਦੀ ਹੈ।
3. Social and health education ਦਿੱਤੀ ਜਾਂਦੀ ਹੈ।
4. Health services public ਵਿੱਚ provide ਕਰਵਾਈ ਜਾਂਦੀ ਹੈ।

Family welfare programme ਦਾ scope ਬਹੁਤ ਜਿਆਦਾ ਹੈ ਇਸ ਵਿੱਚ ਨਿਮਨ-ਲਿਖਿਤ activities ਕੀਤੀਆ ਜਾਂਦੀਆਂ ਹਨ :

1. Material and child health
2. Reproductive child health
3. Small family norms
4. School health services
5. Contraceptions
6. Immunization
7. Activities related to eligible couples
8. Distribution of contraceptives
9. Sterility treatment.

National Antimalaria Programme

ਇਹ programme national malaria control programme ਦੇ ਰੂਪ ਵਿੱਚ 1953 ਵਿੱਚ ਪੰਜਵੀ ਪੰਜ ਸਾਲਾਂ ਯੋਜਨਾ ਦੇ ਦੌਰਾਨ ਚਲਾਇਆ ਗਿਆ। Programme ਦੇ ਕਾਮਯਾਬ ਹੋਣ ਤੇ ਸਾਲ 1958 ਵਿੱਚ ਇਸਨੂੰ eradication programme ਵਿੱਚ ਬਦਲ ਦਿੱਤਾ or programme ਦਾ ਮੁੱਖ ਉਦੇਸ ਦੇਸ਼ ਵਿਚੋਂ malaria ਨੂੰ ਜੜ ਤੋਂ ਖਤਮ ਕਰਨਾ ਹੈ। Programme ਕੁੱਝ ਸਮੇਂ ਤੱਕ ਇਕ ਸੰਖਿਆ ਘੱਟ ਕੇ ਕੇਵਲ 8 ਲੱਖ ਤੇ ਆ ਗਈ। 1973 ਵਿੱਚ 1 ਤੋਂ 2 million ਕੇਸ ਪਾਏ ਗਏ or death rate 0 ਸੀ। ਪਰੰਤੂ ਇਸਦੇ ਬਾਅਦ ਸਾਲ 1976 ਵਿੱਚ malaria ਇਕ ਵਾਰ ਫਿਰ ਤੋਂ ਲਾਗੂ ਹੋਇਆ or ਇਸਦੇ 6-47 million ਕੇਸ ਪਾਏ ਗਏ or ਇਸਦੇ ਬਾਅਦ ਭਾਰਤ ਸਰਕਾਰ ਨੇ ਸਾਲ 1977 ਵਿੱਚੋਂ modified plan of operation ਚਲਾਇਆ or ਇਸਦਾ ਮੁੱਖ ਸਿਧਾਂਤ malaria ਚੰਗੀ ਤਰ੍ਹਾਂ control ਕਰਕੇ ਰੱਖਣਾ ਸੀ ਨਾਂ ਕਿ eradicate ਕਰਨਾ ਸੀ। ਵੈਸੇ ਨਾਂ falciparum malaria ਦੇ ਕੇਸਾਂ ਵਿੱਚ ਵਾਧਾ ਹੋ ਗਿਆ ਹੈ। ਇਸ ਲਈ ਇਕ programme falciparum ਨੂੰ control ਕਰਨ ਲਈ ਚਲਾਇਆ ਗਿਆ।

ਸਾਲ 1994 ਵਿੱਚ ਭਾਰਤ ਸਰਕਾਰ ਨੇ ਇਕ expert ਕਮੇਟੀ ਦਾ ਗਠਨ ਕੀਤਾ। ਜਿਸ ਵਿਚੋਂ malaria ਨਾਲ ਸੰਬੰਧਿਤ ਸਾਰੀਆਂ ਸਮੱਸਿਆਵਾਂ ਗ੍ਰਸਤ ਖੇਤਰਾਂ or ਇਸਨੂੰ ਰੋਕਣ ਲਈ ਸੁਝਾਅ ਦਿਤੇ।

ਇਸ ਨਵੇਂ programme ਦੇ purpose ਕੁੱਝ ਇਸ ਪ੍ਰਕਾਰ ਹਨ :

1. Serious or complicated ਦੇਸ਼ਾ ਦੀ management ਕਰਨਾ।
2. Death rate ਨੂੰ ਰੋਕਣਾ।

3. ਬਿਮਾਰੀ rate ਨੂੰ ਘਟਾਉਣਾ।
4. Epidemic or break ਨੂੰ control ਕਰਨਾ।
5. Falciparum ਦੇ ਕੇਸਾਂ ਨੂੰ ਘਟਾਉਣਾ।
6. Low incidence status ਨੂੰ maintain ਕਰਨਾ।

India ਦੇ ਲਈ ਰਾਜਾਂ ਵਿੱਚੋਂ ਇਸ programme ਨੂੰ ਹੋਰ ਜਿਆਦਾ ਮਜਬੂਤ ਕਰਨ ਦੀ ਜਰੂਰਤ ਹੈ। ਇਸ ਲਈ ਮਾਨਸੂਨ ਦੀ ਸ਼ੁਰੂਆਤ ਤੋਂ ਪਹਿਲਾਂ antimalaria ਮਹੀਨਿਆਂ ਨੂੰ observe ਕੀਤਾ ਜਾਂਦਾ ਹੈ। For example, Month of done every year.

National Filaria Control Programme

National filaria control programme 1955 ਵਿਚੋਂ ਸ਼ੁਰੂ ਕੀਤਾ ਗਿਆ ਇਸਦੀ starting filaria survey unit or 13 control unit ਦੇਸ਼ ਭਰ ਵਿੱਚ ਸਥਾਪਿਤ ਕੀਤੇ or ਇਸਦੇ ਪਰਿਣਾਮ ਸਰੂਪ ਇਹ ਚਿੱਤਰ ਸਾਹਮਣੇ ਆਦਿਆ ਹੈ ਕਿ 412 million ਲੋਕ filaria area ਵਿੱਚ ਰਹਿੰਦੇ ਹਨ। ਇਸ programme ਦੀ ਮੁੱਖ ਕਿਰਿਆ ਇਸ ਪ੍ਰਕਾਰ ਹੈ :

1. Endemic area ਵਿੱਚ anti mosquito and anti larval (Growth stage) ਦੇ ਉਪਾਅ ਕੀਤੇ ਗਏ।
2. Micro filaria ਕੇਸਾਂ ਨੂੰ ਜਾਣਨ or ਉਹਨਾਂ ਦੇ treatment ਲਈ filaria ਦੀ ਸਥਾਪਨਾ।
3. Hyper endemic ਸਹਿਰਾਂ or ਦਸਬਿਆਂ ਵਿੱਚ ਭੂਮਿਜਾਤ ਨਿਕਾਸੀ ਦਾ ਪ੍ਰਾਬੰਧ।

ਜੂਨ 1978 ਤੋਂ AFCP ਨੂੰ urban ਸਹਿਰੀ ਮਲੇਰੀਆ ਸਕੀਮ ਨਾਲ ਝੋੜ ਦਿਹਾ ਇਸ ਨਾਲ ਸੰਬੰਧਿਤ ਸਾਰੇ ਪ੍ਰਕਾਰ ਦੀਆਂ ਖੋਜ ਪ੍ਰੀਕਿਆ ਨੂੰ direct Nurse institute of communicable disease ਵਿਚੋਂ ਰਖਿਆ ਸੀ। ਇਸ ਸਮੇਂ ਦੇਸ਼ ਵਿੱਚ 199 filaria clinic ਕੰਮ ਕਰ ਰਹੇ ਹਨ। ਇਸ ਤੋਂ ਇਲਾਵਾਂ 12 office or 3 treatment level or ਰਿਸਰਚ centre ਕੰਮ ਕਰ ਰਹੇ ਹਨ। 8 ਵੀ ਪੰਜ ਸਾਲਾਂ ਯੋਜਨਾ ਦੌਰਾਨ ਇਹ ਨਿਰਧਾਰਿਤ ਕੀਤਾ ਗਿਆ ਕਿ anaemic area ਵਿੱਚ PHC ਵਿੱਚ anti filaria medicine ਵੰਡੀ ਜਾਵੇ। NME Programme ਦੇ ਰਹਿਤ 13 endemic ਜਿਲਿਆਂ ਵਿੱਚ Pilot project ਚਲਾਇਆ ਗਿਆ ਜਿਨ੍ਹਾਂ ਵਿਚੋਂ ਰਾਜ ਅੰਧ ਪ੍ਰਦੇਸ਼, ਬਿਹਾਰ, ਕੇਰਲ, ਉੜੀਸਾ, ਤਾਮਿਲਨਾਡੂ ਇਸਦਾ ਕੰਮ ਪੰਜ ਸਾਲਾਂ ਵਿਚੋਂ 40 million ਲੋਕਾਂ ਨੂੰ cover ਕਰਨਾ ਸੀ। ਇਸਦੀ ਸ਼ੁਰੂਆਤੀ ਚਰਨ ਤਾਮਿਲਨਾਡੂ ਵਿਚੋਂ ਲਾਗੂ ਕੀਤੇ। ਇਸਤੋਂ ਬਾਅਦ 1997 ਇਸਨੂੰ ਕੇਰਲ, ਉੜੀਸਾ, U.P or ਪੱਛਮੀ ਬੰਗਾਲ ਵਿੱਚ ਲਾਗੂ ਕੀਤਾ ਗਿਆ। ਇਹ ਸੁਵਿਧਾ ਲੋਕਾਂ ਦੁਆਰਾ ਸਵੀਕਾਰ ਕੀਤੀ ਗਈ ਹੈ or ਇਸ ਵਿੱਚ door to door ਸੇਵਾਵਾਂ ਵੀ ਉਪਲੱਬਦ ਹਨ or ਜਿਸ ਦਿਨ ਇਹ mall drug therapy ਦਿੱਤੀ ਜਾਂਦੀ ਹੈ ਉਸ ਦਿਨ ਨੂੰ filaria day ਕਿਹਾ ਜਾਂਦਾ ਹੈ।

National TB Control Programme

National TB control programme ਕੇਂਦਰ ਦੁਆਰਾ ਸੰਚਾਲਿਤ programme ਹੈ। ਇਸਦੀਆਂ ਕਿਰਿਆਵਾਂ ਨਿਮਨ-ਲਿਖਿਤ ਹਨ :

1. Early detection and ਘਰੇਲੂ treatment of TB ਦੇਸ।
2. BCG vaccination of infant and childrens.
3. Isolation facilities ਵਿਸ਼ੇਸ਼ ਤੌਰ ਉਹਨਾਂ ਲਈ ਜਿੰਨਾਂ ਨੂੰ ਸਰਜਰੀ or ਐਮਰਜੈਂਸੀ treatment ਦੀ ਜਰੂਰਤ ਹੋਵੇ।
4. Training and demonstration
5. Rehabilitation.
6. Research.

District TB control programme 1962 ਵਿੱਚ ਇਸਨੂੰ communication ਵਿੱਚੋਂ T.B. ਨੂੰ control ਕਰਨ ਲਈ ਚਲਾਇਆ। ਇਸ ਵਿੱਚ ਸਾਰੇ primary ਦੁਆਰਾ ਆਪਣੇ ਜਿਨੇ ਵਿਚੋਂ ਸਾਰੇ ਕੇਸਾਂ ਨੂੰ ਜਲਦੀ ਜਾਂਚ ਕਰਵਾਉਣਾ or sputum positive ਕੇਸਾਂ ਦਾ ਘਰੇਲੂ Rx ਕਰਨਾ or 20 ਸਾਲ ਤੋਂ ਘੱਟ age ਦੇ ਲੋਕਾਂ ਦਾ BCG vaccination ਕਰਨਾ। ਇਹ ਸਾਰੇ TB control programme ਦੇ ਮੁੱਖ ਕਾਰਣ ਹਨ TB control programme Govt. ਦੁਆਰਾ ਚਲਾਇਆ ਜਾਵੇ। 20 programme ਦੇ ਨਾਲ ਜੋੜਾ ਗਿਆ ਹੈ। ਇਸਨੂੰ ਪ੍ਰਾਥਮਿਕਤਾ ਦਿੱਤੀ ਗਈ ਹੈ। ਇਸ ਵਿੱਚ 292 ਜਿਲਿਆਂ ਵਿਚੋਂ short turn chemotherapy introduced ਕਰਨ ਦਾ plan ਕੀਤਾ ਗਿਆ or revised national TB control programme 1993 ਵਿੱਚ ਇੱਕ ਪਾਇਲੇਟ project ਦੀ ਤਰ੍ਹਾਂ ਚਲਾਇਆ ਗਿਆ। ਇਸ ਦਾ main purpose 23.5 lakh population ਨੂੰ cover ਕਰਨਾ ਸੀ। ਦੂਸਰੇ ਚਰਨ ਵਿੱਚ ਇਸਨੂੰ 17 or ਕਈ ਸਥਾਨਾਂ ਤੇ introduce ਕੀਤਾ ਗਿਆ ਇਸਦਾ purpose ਰੱਖਿਆ ਗਿਆ ਕਿ ਸਾਰੇ infections ਦੇਸਾਂ ਦਾ 85% Rx dots ਦੁਆਰਾ ਕੀਤਾ ਜਾਵੇ। Dots 85% ਕੇਸਾਂ ਨੂੰ sputum microscopic ਦੁਆਰਾ ਦੇਖਣਾ or NGOs ਵਿੱਚ ਸ਼ਾਮਿਲ ਕੀਤਾ ਗਿਆ।

(Non-Govt organised skills) Dots ਨੂੰ health staff ਜਿਵੇਂ M.D.H.W. or voluntary worker, e.g. teacher anganwadi worker, or Dai or social worker ਦੁਆਰਾ ਕੀਤਾ ਜਾ ਸਕਦਾ ਹੈ। ਇਹਨਾਂ ਸਾਰਿਆਂ ਨੂੰ Dots agent ਦੇ ਨਾਲ ਨਾਲ ਜਾਣਿਆਂ ਜਾਂਦਾ ਹੈ।

National Leprosy Programme

ਇਸ programme ਦਾ main purpose ਇਹ ਹੈ ਕਿ ਕੁੱਝ patient ਨੂੰ ਜਲਦੀ ਤੋਂ 2 ਲੱਭਣਾ or treatment ਕਰਨਾ ਸੀ। ਇਸ ਲਈ multi drug therapy ਦਾ use ਕੀਤਾ ਜਾਂਦਾ ਸੀ। ਇਸ time ਦੇਸ਼ ਵਿੱਚ ਕਈ ਪ੍ਰਕਾਰ ਦੇ unit ਕੰਮ ਕਰ ਰਹੇ ਹਨ :

1. National leprosy control unit.
2. Survey, education and treatment centre.

National Leprosy Control Unit

Leprosy control unit highly endemic area ਵਿੱਚ ਸਥਾਪਿਤ ਕੀਤੀ ਜਾਂਦੀ ਹੈ or ਬਾਕੀ ਖੇਤਰਾਂ ਵਿੱਚ set centre ਦਾ ਨਿਰਮਾਣ ਕੀਤਾ ਗਿਆ ਹੈ। Set centre PHC ਦੇ ਨਾਲ ਜੋੜੇ ਜਾਂਦੇ ਹਨ। ਇਕ leprosy centre unit ਲਗਭਗ 4 lakh population ਨੂੰ cover ਕਰਦਾ ਹੈ or ਇਸ ਦੇ paramedical worker 20,000 population ਕਈ ਰੱਖੇ ਜਾਂਦੇ ਹਨ। 15-20 non-medical supervisor or 10 paramedical worker ਰੱਖੇ ਜਾਂਦੇ ਹਨ।

Survey Education and Treatment Centre (Set)

Set centre ਵਿੱਚ 25,000 population ਨੂੰ cover ਕੀਤਾ ਜਾਂਦਾ ਹੈ ਇਸਦਾ ਕੰਮ paramedical worker ਦੇਖਦਾ ਹੈ ਜੋ ਕਿ PHC medical officer ਦੇ ਅਧੀਨ ਕੰਮ ਕਰਦਾ ਹੈ।

Mobile Leprosy Treatment Unit

Non-endemic ਜਿਨਿਆਂ ਵਿਚੋਂ ਇਹ ਆਪਣੀਆਂ ਸੇਵਾਵਾਂ provide ਕਰਦੀ ਹੈ ਇਸ ਵਿੱਚ ਇੱਕ medical officer or ਇੱਕ non-medical officer ਦੋ non-supervisor or ਇੱਕ driver ਹੁੰਦਾ ਹੈ। ਇਸ ਨਾਲ ਸੰਬੰਧਿਤ ਢਾਂਚਾ ਇਸ ਪ੍ਰਕਾਰ ਹੈ :

1. Leprosy control unit or modified leprosy control unit (LCU - MLCU) 1778.

2. Urban leprosy centre (ULC) - 907
3. Set centre - 5744.
4. Temporary hospitalization world (THW) 290
5. Reconstructive surgery unit (RSU) 75
6. Sample survey cum assessment unit - 40
7. Mobile leprosy treatment unit - (MLU) - 35

ਸੰਨ 1997 ਦੇ ਦੌਰਾਨ India Govt ਨੇ ਇੱਕ new programme ਚਲਾਇਆ ਜਿਸ ਦਾ ਨਾਮ modified leprosy elimination campaign (MLEC) ਰੱਖਾ ਗਿਆ ਮਈ 1998 ਵਿੱਚ ਇਸਨੂੰ ਸਾਰੇ ਜਿਲਿਆਂ ਵਿੱਚ ਲਾਗੂ ਕਰ ਦਿੱਤਾ ਇਸ ਲਈ ਸਾਰਾ staff ਜਿਵੇਂ medical officer, health worker or ਸਾਰੇ ਕਰਮਚਾਰੀਆਂ ਨੂੰ orientation training ਦਿੱਤੀ ਗਈ। ਇਸ ਲਈ ਲੋਕਾਂ ਵਿੱਚੋਂ ਜਾਗਰੂਕਤਾ ਪੈਦਾ ਕੀਤੀ ਗਈ or determined ਕੇਸ਼ਾਂ ਨੂੰ 6 ਦਿਨਾਂ ਵਿਚੋਂ ਦੇਖ-ਰੇਖ ਲਈ ਪ੍ਰਸਤਾਵ ਰੱਖਿਆ ਗਿਆ।

National AIDS Control Programme

National AIDs control programme ਭਾਰਤ ਵਿੱਚ 1987 ਵਿਚੋਂ ਚਲਾਇਆ। ਭਾਰਤ ਸਰਕਾਰ ਨੇ ਮਿਨਸਟਰੀ or health and family welfare ਦੇ ਦੁਆਰਾ national AIDs control programme ਦਾ ਪ੍ਰਬੰਧ ਕਰਨ ਦਾ ਨਿਰਮਾਣ ਕੀਤਾ ਗਿਆ। ਇਸ ਦੁਆਰਾ ਇਸ programme ਦਾ main purpose HIV ਦੀ information ਨੂੰ ਅੱਗੇ ਵਧਣ ਤੋਂ ਰੋਕਣ ਸੰਬੰਧੀ ਮੌਤ ਦਰ or birth rate ਨੂੰ ਘਟਾਉਣਾ or ਇਸ disease ਦੁਆਰਾ ਪੈਣ ਵਾਲੇ ਸਮਾਜਿਕ, ਆਰਥਿਕ ਪ੍ਰਭਾਵ ਨੂੰ ਘੱਟ ਕਰਨਾ ਹੈ ਇਸ programme ਵਿੱਚ ਨਿਮਨ programme ਕੀਤੇ ਗਏ ਹਨ।

1. **Blood safety programme:** Blood transfusion councils ਨੂੰ ਰਾਸਟਰੀ or ਰਾਜ or ਕੇਂਦਰ ਸ਼ਾਮਿਲ ਪ੍ਰਦੇਸਾਂ ਵਿੱਚ ਸਥਾਪਿਤ ਕੀਤਾ ਗਿਆ ਜਨਵਰੀ 1998 ਤੋਂ professional blood ਦਾਨ ਤੇ ਬੈਨ ਲਗਾ ਦਿੱਤਾ ਗਿਆ ਕੇਵਲ ਉਸੇ ਨੂੰ ਹੀ blood bank ਦਾ ਕੰਮ ਕਰਨ ਦੀ ਅਨੁਮਤੀ ਦਿੱਤੀ ਹੈ ਜਿਨਾਂ ਕੋਲ ਲਾਇਸੇਂਸ ਹੈ or voluntary ਰਕਤਦਾਨ ਨੂੰ ਉਤਸਾਹਿਤ ਕੀਤਾ ਗਿਆ। ਇਸਦਾ main purpose blood ਨੂੰ safely store ਕਰਨਾ or ਇਸਤੋਂ ਇਲਾਵਾ distribution ਨੂੰ safe ਬਣਾਉਣਾ ਹੈ। N.B. safety policy ਅਨੇਸਾਰ HIV, Hep-B, malaria or ਮਿ-ਫਲਿਸ ਆਦਿ ਦੀ ਜਾਂਚ ਜਰੂਰੀ ਕਰ ਦਿੱਤੀ ਗਈ। ਇਸ ਸਮੇਂ ਦੇਸ਼ ਵਿੱਚ 1233 blood bank ਕੰਮ ਕਰ ਰਹੇ ਹਨ or 40 blood components separation unit ਦਾ ਨਿਰਮਾਣ ਕੀਤਾ ਗਿਆ ਹੈ। 154 ਖੇਤਰਾਂ ਦੇ blood testing centre or a HIV reference centre ਦੇਸ਼ ਵਿੱਚ ਕੰਮ ਕਰ ਰਹੇ ਹਨ। ਜਿਨਾਂ ਸਤਰ ਤੇ blood banks ਨੂੰ HIV test kit ਪ੍ਰਦਾਨ ਕੀਤੇ ਗਏ ਹਨ।

2. **STD Control programme:** STD control HIV/AIDs ਦੇ ਨਾਲ ਜੁੜਾ ਹੋਇਆ ਹੈ। HIV ਕਿਸੇ ਅਨੇਕ STD ਦੀ presence ਵਿੱਚ ਜਿਆਦਾ ਅਸਾਨੀ ਨਾਲ ਫੈਲਦੀ ਹੈ। HIV infection ਨੂੰ control ਕਰਨ ਲਈ STD ਦਾ ਜਲਦੀ diagnosis or treatment ਕੀਤਾ ਜਾਣਾ ਚਾਹੀਦਾ ਹੈ। ਭਾਰਤ ਵਿੱਚ STD control programme 1946 ਤੋਂ ਚੱਲ ਰਿਹਾ ਹੈ ਇਸਦੇ ਤਹਿਤ diagnosis or treatment ਲਈ clinic services provide ਕੀਤੀ ਜਾਂਦੀ ਹੈ or STD ਗ੍ਰਸਤ ਲੋਕਾਂ ਨੂੰ health education or ਵਿਅਕਤੀਗਤ ਰੂਪ ਨਾਲ counselling ਦਿੱਤੀ ਜਾਂਦੀ ਹੈ। ਇਸ ਸਮੇਂ STD ਨਾਲ ਸੰਬੰਧਿਤ ਸੇਵਾਵਾਂ provide ਕਰਨ ਵਾਲੇ ਸਿਧਾਂਤ ਨਿਮਨ ਹਨ।

Condom Programme: Sexual relation HIV infection ਦਾ ਮੇਜਰ ਰੂਟ ਹੈ। ਲਗਭਗ 75% unprotected multipartner-sexual contact ਕਾਰਨ ਹੁੰਦਾ ਹੈ। ਇਸ ਪ੍ਰਕਾਰ ਦੇ infection ਨੂੰ condom use ਤੋਂ ਰੋਕਿਆ ਜਾ ਸਕਦਾ ਹੈ ਇਸਦੇ ਨਿਮਨ advise ਹੈ :

1. ਲੋਕਾਂ ਨੂੰ ਕਿਵੇਂ ਦੱਸਿਆਂ ਜਾਵੇ ਕਿ condom ਨਾਂ ਸਿਰਫ family planning ਦੇ ਲਈ ਜਰੂਰੀ ਹੈ ਪਰੰਤੂ STD/AIDs ਦੇ ਪ੍ਰਸਾਰ ਨੂੰ ਵੀ ਰੋਕ ਸਕਦੇ ਹਨ।
2. Prostitution or ਉਹਨਾਂ ਦੇ ਗ੍ਰਾਹਕਾਂ ਨੂੰ ਕਿਵੇਂ ਸਮਝਾਇਆਂ ਜਾਵੇ ਕਿ condom ਦੇ use ਨਾਲ HIV/AIDs ਦਾ ਪ੍ਰਸਾਰ ਰੁਕ ਸਕਦਾ ਹੈ।
3. ਲੋਕਾਂ ਨੂੰ ਘੱਟ ਰੇਟ ਵਾਲੇ ਉੱਚੀ ਕੁਆਲਿਟੀ ਦੇ condom ਕਿਵੇਂ ਉਪਲੱਬਧ ਕਰਵਾਏ ਜਾਣ ਜਿਥੇ ਉਹਨਾਂ ਦੀ ਸੱਭ ਤੋਂ ਵੱਧ ਜਰੂਰਤ ਹੋਵੇ।
4. **HIV surveillance:** 1985 ਵਿੱਚ national institute of virology ਪੁਨਾ or ਕ੍ਰਿਸ਼ਸਨ medical college of venue ਵੈਲੂ ਵਿੱਚ HIV ਦੇ high-risk group ਜਾਣਨ ਲਈ blood test ਸ਼ੁਰੂ ਕੀਤਾ। HIV ਦਾ ਪਹਿਲਾਂ ਕੇਸ 1986 ਵਿੱਚ ਚੇਨਈ ਵਿੱਚ ਪਾਇਆ ਗਿਆ ਇਸਤੋਂ ਬਾਅਦ ਇਸਦੀ ਕਿਰਿਆ ਨੂੰ ਤੇਜ ਕਰਦੇ ਹੋਏ (2 surveillance or referral centre ਖੋਲੇ ਗਏ 1993 ਵਿਚੋਂ ਇੱਕ new system ਬਣਾ ਕੇ 26 ਸਥਾਨਾਂ ਵਿੱਚ ਰਾਜਾਂ or UT ਵਿੱਚ centre ਸਥਾਪਿਤ ਕੀਤੇ ਗਏ। 1997 ਵਿੱਚ 115 ਨਵੇਂ centre ਸਥਾਪਿਤ ਕੀਤੇ ਗਏ।

Information, Education, Communication and Social Mobilization

ਇਸ ਵਿੱਚ HIV ਦੇ ਵਿਸ਼ੇ ਵਿੱਚ ਲੋਕਾਂ ਵਿੱਚ ਜਾਗਰੁਕਤਾ ਪੈਦਾ ਕਰਨਾ ਹੈ or ਉਹਨਾਂ ਦੇ ਵਿਵਹਾਰ ਵਿੱਚ ਸਕਰਾਤਮ change ਲਿਆਉਣਾ ਹੈ। Educational system ਵਿੱਚ ਵਧੀਆ ਸੰਚਾਰ ਲੋਕਾਂ ਵਿੱਚ ਫੈਲੀ ਮਿਸ miscompseption ਨੂੰ ਦੂਰ ਕੀਤਾ ਜਾਂਦਾ ਹੈ ਇਸ ਲਈ high-risk group ਨੂੰ target ਕਰਨਾ or intersectoral ਦੇ ਮੇਲ-ਜੋਲ ਨਾਲ NGCs ਨਾਲ ਸੰਪਰਕ training of ਰਿਸਰਚ ਕੰਮ ਕੀਤਾ ਜਾਂਦਾ ਹੈ।

Role of Nurse of Prepare Health Education for a Family how has AIDs Patient

1. Administration
2. Early detection with the help of test such as antibody test.
3. Early case finding with S/S.
4. Notification
5. Safe or good health habits.
6. Record and report.
7. Regular health checkups.
8. Family members ਨੂੰ psychological support ਦੇਣੀ ਹੈ।

Health Education : Give education to family members related to disease, causes, S/S or ਉਹ ਕਿਹੜਿਆਂ-2 ਗੋਲਾਂਕਾ ਧਿਆਨ ਰੱਖੇ।

1. Family members ਨੂੰ ਇਹ ਦੱਸੋ ਕਿ ਉਹ patient ਦੇ blood ਨੂੰ touch ਨਾਂ ਕਰੇ।
2. Avoid the use of eraser and toothbrush of patient.
3. ਅਜਿਹੀ women ਜਿਸਨੂੰ AIDs ਹੋਵੇ ਉਸਨੂੰ pregnancy ਨੂੰ prevent ਕਰਨ ਲਈ ਕਹਾਂਗੇ।
4. Multi sexual partner should be avoided.
5. Pre-marital counselling and marriage counselling should be given.

Sex Education to Adult: ਲੋਕਾਂ ਨੂੰ health services ਦੇ ਬਾਰੇ ਜਾਗਰੂਕ ਕਰਨਾ ਹੈ ਜੋ health services state or central level ਤੇ ਮਿਲਦੀਆਂ ਹਨ। Use sterile major during sexual intercourse.

1. **Medication:** Family members ਨੂੰ doctor ਦੇ order ਦੇ ਅਨੁਸਾਰ proper time ਤੇ medicine ਦੇਣ ਬਾਰੇ ਦੱਸਣ ਦੇ or proper and regular treatment or follow-up ਦੇ ਬਾਰੇ educate ਕਰਾਂਗੇ।
2. **Nutrition:** Tell the family members to give nutritions diet to patient.
3. Maintain fluid and electrolyte balance.

Recreation

1. Tell the family members to do not leave the patient along.
2. Involve the patient in group discussion.
3. Patient ਨੂੰ ਇਹ ਅਵਸਰ ਦੇਵੇਂ ਕਿ ਉਹ ਆਪਣੀ feeling ਨੂੰ ਸ਼ੇਅਰ ਕਰ ਸਕੇ।
4. Nurse should be wear gloves in every procedure.

Reproductive and Child Health Programme

RCH programme ਦੀ ਅਪਰੋਚ ਨੂੰ ਇਸ ਪ੍ਰਕਾਰ ਨਾਲ ਪ੍ਰਭਾਵਿਤ ਕੀਤਾ ਜਾ ਸਕਦਾ ਹੈ ਲੋਕਾਂ ਨੂੰ reproduce or ਆਪਣੀ fertility (ਮਾਤਾ-ਪਿਤਾ) ਨੂੰ ਨਿਯੋਜਿਤ ਕਰਨ ਦੀ ਯੋਗਤਾ ਹੁੰਦੀ ਹੈ। Womens pregnant ਹੋਣ ਵਿੱਚ or safe ਬੱਚਾ ਪੈਦਾ ਕਰਨ ਲਈ ਯੋਗ ਹੋਣ or maternal or infant survival ਲਾਗੂ ਹੋ ਸਕੇ or ਕਪਲਸ ਬਗੈਰ ਕਿਸੇ ਬਿਮਾਰੀ ਦੇ ਡਰ ਤੋਂ ਸੰਬੰਧ ਕਾਇਮ ਕਰ ਸਕਣ। ਇਸ ਲਈ ਕਈ ਪ੍ਰਕਾਰ ਦੇ programme ਨੂੰ ਇਕੱਠਾ ਰੱਖਕੇ ਚਲਾਇਆ ਗਿਆ ਜਿਵੇਂ ਕਿ national family welfare programme universal immunization programme oral rehydration therapy or CSSM programme (child survival and safe motherhood programes RCH programme ਇਸ ਵਿੱਚ ਮਿਲਾਇਆ ਗਿਆ or ਇਸਦੇ ਇਲਾਵਾ ਦੋ ਉਪਾਅ ਹੋਰ ਰੱਖੇ ਸਣੇ।

1. ਇਕ STD ਨਾਲ ਸੰਬੰਧਿਤ ਸੀ।
2. RTI reproductive track infection ਤੋਂ ਬਚਾਅ।

SSM programme ਦੇ maternal care ਦੇ ਨਿਮਨ ਉਪਾਅ ਹਨ :

1. Immunization
2. ਘੱਟ ਤੋਂ ਘੱਟ 3 antinatal check-up.
3. Anaemia ਨੂੰ ਰੋਕਵਾਂ or Rx ਕਰਨਾ।
4. Maternal complication ਨੂੰ ਜਲਦੀ identify ਕਰਨਾ।
5. ਸੰਸਥਾ ਵਿੱਚ delivery ਨੂੰ ਉਤਸਾਹ ਦੇਣਾ।
6. Obstetric ਐਮਰਜੈਂਸੀ ਦਾ appropriate treat ਕਰਨਾ।
7. Birth ਸਪੂਸਿਕ ਦੇ ਬਾਰੇ ਜਾਣਕਾਰੀ ਦੇਣਾ।
8. RTI and STD ਦਾ diagnosis and treatt ਕਰਨਾ।

ਬੱਚਿਆਂ ਲਈ ਇਸ programme ਵਿੱਚ ਨਿਮਨ ਉਪਾਅ ਦਿੱਤੇ ਗਏ ਹਨ :

1. ਚੰਗੀ Newborn care ਇਸ ਦੇ ਅੰਦਰ ਕੁੱਝ ਉਪਾਅ ਜਿਵੇਂ ਕਿ asphyxia prevention, hypothermia.
2. Breastfeeding ਦੇਣਾਂ or low birth weight or ਬਿਮਾਰੀ baby ਦਾ ਚੰਗਾ treat ਕਰਨਾ।
3. ਟੀਕਾਕਰਨ or diarrhoea ਦਾ proper treat ਕਰਨਾ।

4. ARI ਦਾ proper treat ਕਰਨਾ।
5. Vitamin A prophylaxis ਲਗਾਉਣਾ।

National Programme for Prevention of Blindness

Govt. of India ਨੇ 1976 ਇੱਕ ਵੱਡੇ ਸਤਰ ਤੇ blindness ਦੀ prevention ਲਈ ਇਹ programme ਚਲਾਇਆ। ਇਸ programme ਦੇ ਤਹਿਤ ਹਰ ਇੱਕ 5 year ਦੇ ਬੱਚੇ 6 month ਵਿੱਚ 1 ਵਾਰ vitamin A 2 lakh international unit ਦੇਣ ਦਾ ਪ੍ਰਸਤਾਵ ਰੱਖਿਆ ਗਿਆ। ਸਨ 1963 ਵਿੱਚ tracoma control programme ਵੀ ਚਲਾਇਆ ਗਿਆ। ਜਿਸਨੂੰ ਬਾਅਦ ਵਿੱਚ ਇਸੇ programme ਨਾਲ ਜੋੜਾ ਗਿਆ PHC or district hospital ਸਾਰਿਆਂ ਨੂੰ ਇਹ ਨਿਰਦੇਸ਼ ਦਿਤੇ ਗਏ ਉਹ ਆਪਣੀ eye care health services ਨੂੰ ਹੋਰ ਜਿਆਦਾ blindness rate 1.4% to 1.3% ਤੱਕ ਲਿਆ-ਉਣਾ ਸੀ। National institute of ophthalmology ਨਵੀ ਦਿੱਲੀ ਵਿੱਚ ਬਣਾਇਆ ਗਿਆ ਜਿਸਦਾ main purpose ਇਸ programme ਦੀ care ਕਰਨਾ ਸੀ।

Ophthalmic assistance ਨੂੰ ਤਕਨੀਕੀ ਸਿਖਿਆ ਪ੍ਰਦਾਨ ਕਰਕੇ 37 training centre ਦਾ ਨਿਰਮਾਣ ਕੀਤਾ ਗਿਆ ਹਰ ਇਕ PHC ਤੇ ophthalmic assistance ਰੱਖਿਆ ਗਿਆ। ਇਸ ਉਦੇਸ਼ ਵਿੱਚ ਲਗਭਗ blindness ਦੇ 12 mel-lion ਕੇਸ ਹਨ or ਇਹ ਮੋਤਿਆ ਬਿੰਦ ਕੇਸ ਉਤਪੰਨ ਹੁੰਦੇ ਹਨ or ਮੋਤੀਆ ਬਿੰਦ ਦੇ ਕੇਵਲ ਇਹ 1.6 million ਦੇਸ਼ਾਂ ਦਾ ਹੀ operation ਹੋ ਜਾਂਦਾ ਹੈ। ਕਿਉਂਕਿ blindness ਦੇ ਪਿਛੇ ਮੋਤੀਆ ਬਿੰਦ ਮੁੱਖ ਕਾਰਣ ਹੈ। ਇਸ ਲਈ ਮੋਤੀਆ ਬਿੰਦ operation ਦਾ proper treatment ਕਰਨ ਦਾ ਪ੍ਰਬੰਧ ਕੀਤਾ ਗਿਆ। ਇਸ ਤੋਂ ਬਾਅਦ district blindness control society ਦਾ ਨਿਰਮਾਣ ਕੀਤਾ ਗਿਆ। ਇਸਦਾ ਮੁੱਖੀਆ district ਕਲੈਕਟਰ ਨੂੰ ਬਣਾਇਆ ਗਿਆ ਹੁਣ ਤੱਕ 456 D.B.S. ਦਾ ਨਿਰਮਾਣ ਕੀਤਾ ਜਾ ਚੁੱਕਾ ਹੈ।

Role of Nurse in National Blindness Prevention Programme

1. Administration
2. Early detection
3. Surveillance
4. Notification
5. Proper treatment
6. Record and report
7. Regular health habits.

Primary Prevention

Before Birth

1. Good diet rich in vitamin A is given to mother.
2. ਸਾਰੀਆਂ pregnant women syphilis ਨੂੰ diagnosis ਕਰਨ VDRL test ਕਰਨੇ ਚਾਹੀਦੇ ਹਨ।
3. Safe delivery should be perform under aseptic technique.
4. After delivery eyes of new born should be cleaned and instill drop of silver nitrate and ampicil-lin to protect then from eye disease.

After Birth

1. Administration of vitamin A
2. Vaccination against viral disease.

At Home

1. Avoid smoking.
2. Room should be ventilated.
3. Do not read in dim light.
4. Avoid games that because eye entry.
5. Sharp instrument should be capped any from children.
6. ਜਹਿਰੀਲੀ drugs ਨੂੰ ਬੱਚਿਆਂ ਤੋਂ ਦੂਰ ਰੱਖਣਾ ਚਾਹੀਦਾ ਹੈ।
7. Preschool and school children ਦਾ ਲਗਾਤਾਰ eye examination ਕਰਾਉਣਾ ਚਾਹੀਦਾ ਹੈ।
8. ਜਿਸ ਸਥਾਨ ਤੇ ਬੱਚੇ ਪੜਦੇ ਹੋਣ ਉਥੇ ਪੂਰੀ ਲਾਈਟ ਹੋਣੀ ਚਾਹੀਦੀ ਹੈ or ਬੱਚਾ ਸਹੀ position ਵਿੱਚ ਬੈਠਾ ਹੋਣਾ ਚਾਹੀਦਾ ਹੈ or books or eyes ਦੇ ਵਿਚਾਲੇ ਦੀ ਦੂਰੀ proper ਹੋਣੀ ਚਾਹੀਦੀ ਹੈ।
9. ਸਕੂਲਾਂ ਵਿੱਚ ਪੂਰੀ eye care ਲਈ ਲਗਾਤਾਰ check up ਹੋਣੇ ਚਾਹੀਦੇ ਹਨ।
10. ਉਹਨਾਂ books ਦਾ use ਕਰਨਾ ਚਾਹੀਦਾ ਹੈ। ਜਿਨਾਂ ਦੇ ਅੰਦਰ ਸ਼ਬਦਾਂ ਦਾ size suitable ਹੋਣੇ।

    Public Care: Protective eye ਚਸਮੇ ਦਾ use ਕਰਨਾ ਚਾਹੀਦਾ ਹੈ।

Secondary preventions

1. Trachoma ਦਾ ਜਲਦੀ detection ਕਰਕੇ ਪੂਰਾ treatment ਦੇਣਾ ਚਾਹੀਦਾ ਹੈ।
2. Vitamin A ਦੇਣਾ ਚਾਹੀਦਾ ਹੈ।
3. Personal and environmental ਦੀ hygiene maintain ਕਰਕੇ ਰੱਖਣੀ ਚਾਹੀਦੀ ਹੈ।
4. Workers ਦੀ eye protection ਨੂੰ ਵਧਾਉਣਾ ਚਾਹੀਦੀ ਹੈ।
5. Industries, factory ਵਿਚੋਂ ਖਤਰਨਾਕ ਔਜਾਰਾਂ ਦਾ use ਨਹੀਂ ਕਰਨਾ ਚਾਹੀਦਾ।
6. Blindness ਨੂੰ treat ਕਰਨ ਲਈ ਸਰਜਰੀ ਕਾਰਵਾਈ ਜਾਣੀ ਚਾਹੀਦੀ ਹੈ।
7. Disability ਨੂੰ ਰੋਕਣਾ or patient ਦਾ ਪੁਨਰ ਵਿਚਾਰ ਕਰਨਾ।
8. ਲੋਕਾਂ ਨੂੰ eye camp eye care ਦੇ ਬਾਰੇ ਸਿੱਖਿਆ ਦੇਣਾ or ਉਹਨਾਂ ਨੂੰ eye ਕੈਂਪ ਵਿੱਚ ਪਾਰਟੀ ਸੀਪਠਟ ਕਰਨ ਲਈ ਉਤਸਾਹਿਤ ਕਰਨਾ।
9. School children ਨੂੰ eye care ਸੰਬੰਧੀ ਸਪੇਸ਼ਲ educate ਦੇਣਾ।
10. ਲੋਕਾਂ ਨੂੰ eye ਸਰਜਰੀ ਲਈ financial ਸੁਵਿਧਾ ਦੇਣਾ।
11. ਲੋਕਾਂ ਨੂੰ eye donation ਦੇ ਬਾਰੇ educate ਕਰਨਾ।
12. ਲੋਕਾਂ ਨੂੰ programme ਵਿੱਚ ਪਾਰਟੀ ਸੀਪੇਟ ਕਰਨ ਲਈ ਉਤਸਾਹਿਤ ਕਰਨਾ or PHC level ਤੇ ਜੋ ਵੀ eye ਸੰਬੰਧਿਤ ਸਰਵਿਸ ਦਿੱਤੀ ਜਾਂਦੀ ਹੈ। ਉਸਨੂੰ improve ਕਰਨਾ।

Universal Immunization Programme

ਇਹ programme 1985-1986 ਵਿੱਚ ਚਲਾਇਆ ਗਿਆ or 1986 ਵਿੱਚ ਇਸਨੂੰ national technology ਮਿਸ਼ਨ ਦਾ ਕਰਜਾ ਕਿਹਾ ਲਿਆ। 1990 ਵਿਚੋਂ ਇਸ ਸਾਰੇ ਜਿਲੇ ਵਿਚੋਂ ਲਾਗੂ ਕੀਤਾ ਗਿਆ। 1952 ਵਿੱਚ ਇਸਨੂੰ CSSM ਦਾ ਹਿੱਸਾ

ਬਣਾਇਆ ਗਿਆ or 1952 ਵਿੱਚ ਇਸਨੂੰ ਇਸ programme ਨਾਲ ਜੋੜ ਦਿੱਤਾ ਗਿਆ। ਇਸ programme ਦੌਰਾਨ ਸਾਰੇ preventive disease for ex. Diphtheria, pertussis, TB, polio hept. or pregnant women ਦੇ ਲਈ TT ਦੀ vaccine ਦੀ dose ਦੇਣ ਦਾ ਪ੍ਰਸਤਾਵ ਰੱਖੀਆ ਗਿਆ। ਇਸ ਵਿਚੋਂ ਕੇਵਲ polio vaccine ਨੂੰ ਛੱਡ ਕੇ ਸਾਰੀ vaccine injectable ਹੈ। Immunization services ਨੂੰ health care delivery system ਦੇ ਦੁਆਰਾ ਪ੍ਰਦਾਨ ਕੀਤਾ ਜਾਂਦਾ ਹੈ। ਜਿਵੇਂ MCH centre PHC, hospital ਇਹ ਮੰਨਿਆਂ ਜਾਂਦਾ ਹੈ। ਇਸ disease ਤੋਂ ਛੁਟਕਾਰਾ ਪਾਉਣਾ ਸੰਭਵ ਹੈ। ਕਿਉਂਕਿ ਇਸਤੋਂ ਸਾਰੇ ਬੱਚਿਆਂ ਨੂੰ immunity ਮਿਲਦੀ ਹੈ।

National Water Supply and Sanitation Programme

ਰਾਸਟਰ ਦੀ ਸਹਿਰੀ or ਪਿੰਡਾਂ ਦੀ ਜਨਸੰਖਿਆ ਨੂੰ safe water provide or ਸਹੀ ਤਰੀਕੇ ਤੋਂ drains ਦੇ ਉਦੇਸ਼ਾਂ ਤੋਂ ਇਸ programme ਨੂੰ 1954 ਵਿੱਚ ਲਾਗੂ ਕੀਤਾ ਗਿਆ। 1974 ਵਿੱਚ ਇਸ programme ਦੇ supplementary part ਦੀ ਤਰਾਂ accelerated rural supply programme ਲਾਗੂ ਕੀਤਾ ਗਿਆ। ਨਿਮਨ ਚੋਛਣ ਇਸਦੀ use ਕੀਤੇ ਗਏ।

1. Drinking water ਦੇ ਸੋਰਸ 1.6 km area ਦੇ ਅੰਤਰਗਤ ਸਨ।
2. Source of water 15 m ਤੋਂ ਗਹਿਰੇ ਸੀ।
3. Water ਵਿੱਚੋਂ ਜਿਆਦਾ salt or ਜਹਿਰੀਲੇ ਪਦਾਰਥ ਸੀ।
4. Water ਦੇ ਕੰਡੇਪਸ਼ਨ ਤੋਂ ਕੁਲੋਰਾ or Guinea worm ਵਰਗੀ disease ਹੋ ਸਕਦੀ ਸੀ।
5. 1981 ਵਿੱਚ Indian Govt. ਨੂੰ National drinking water supply and sanitation programme 10 ਸਾਲ ਦੇ ਨਾਲ ਚਲਾਇਆ ਸੀ। ਇਸਦੇ ਸਾਰੇ unsafe latrine low cost sanitary toilets ਵਿੱਚ ਬਦਲਿਆ ਗਿਆ। ਇਸਦੇ ਨਾਲ ਹੀ ਵੱਡੇ ਸ਼ਹਿਰਾਂ ਤੋਂ drainage ਦਾ ਵੱਡਾ ਤਰੀਕਾ ਆਪਣਾਉਣ ਤੇ ਧਿਆਨ ਦਿੱਤਾ ਗਿਆ।

National Goitre Disorder Control Programme

Indian Govt. ਨੇ 1962 ਵਿੱਚ Goitre control programme ਸ਼ੁਰੂ ਕੀਤਾ ਇਹ programme iodized salt use ਕਰਨ ਤੇ ਅਧਾਰਿਤ ਸੀ ਹੁਣ ਇਸਦਾ ਨਾਂ ਬਦਲਦੇ NGDC programme ਕਰ ਦਿੱਤਾ ਹੈ।

1. Iodine deficiency disorder ਲਈ ਸਰਵੇ ਕਰਨਾ।
2. Iodized salt ਵੱਚਣਾ।
3. Iodized salt ਦੀ position ਨੂੰ ਜਾਂਚਣਾ।
4. Health ਨੂੰ promote ਕਰਨ ਲਈ health education ਪ੍ਰਦਾਨ ਕਰਨਾ।
5. Iodine ਦੀ ਉਪਸਥਿਤੀ ਦੇਖਣ ਲਈ salt ਦਾ lab test ਕਰਨਾ।

Role of Nurse

1. Survey
2. Early detection
3. Surveillance
4. Notification
5. Record and report
6. Improving health habits
7. Arrangement of programme

8. Distribution of salt
9. Lab test
10. Diet or environment ਬਾਰੇ education ਦੇਣਾ।
11. Personal hygiene and regular checkup.
12. Public ਜਾਗਰੂਕਤਾ।
13. Workers ਨੂੰ training or education ਦੇਣਾ।
14. Pregnant mother ਦੇ check-up or test ਕਰਵਾਉਣਾ।
15. Iodized salt ਬਾਰੇ ਲੋਕਾਂ ਨੂੰ education ਦੇਣਾ।

Pulse Polio Immunization Programme

Polio ਇਕ viral infection ਹੈ। ਇਸਨੂੰ ਜਿਵੇਂ smallpox ਨੂੰ ਸਨ 1988 ਵਿਚੋਂ ਪੂਰੀ ਤਰ੍ਹਾਂ ਖਤਮ ਕਰ ਦਿੱਤਾ ਸੀ ਉਸੇ ਤਰ੍ਹਾਂ ਇਸਨੂੰ ਵੀ ਖਤਮ ਕੀਤਾ ਜਾ ਸਕਦਾ ਹੈ। World health ਅਸੈਂਬਲੀ ਵਿੱਚ 2000 ਸਨ ਤੱਕ ਪੂਰੇ ਸੰਸਾਰ ਤੋਂ polio ਨੂੰ ਜੜ ਤੋਂ ਖਤਮ ਕਰਨ ਦਾ ਪ੍ਰਸਤਾਵ ਸਵਿਕਾਰ ਕੀਤਾ ਸੀ। ਇਸ ਲਈ ਕਈ ਪ੍ਰਕਾਰ ਦੇ steps ਲਏ ਗਏ।

1. High level of polio vaccination
2. Surveillance ਦੁਆਰਾ polio ਦੇਸਾਂਤ close observation ਕਰਨਾ।
3. National level ਤੇ supplementary programme polio vaccination ਲਈ arrange ਕਰਨਾ।

ਇਸਤੋਂ ਬਾਅਦ international certification ਕਮੇਟੀ ਬਣਾਈ ਗਈ ਜਿਸਨੂੰ ਕਿ polio ਨੂੰ ਜੜ ਤੋਂ ਖਤਮ ਕਰਨ ਲਈ country ਦਾ member ਬਣਾਇਆ ਗਿਆ ਇਹ ਇਕ ਸਾਲ ਵਿੱਚ 2 ਵਾਰ ਮਿਟਿੰਗ ਕਰਦੇ ਸਨ ਇਕ ਕੰਟਰੀ ਇਸ ਕਮੇਟੀ ਤੋਂ certificate ਲੈਣ ਤੋਂ ਬਾਅਦ ਹੀ polio free country ਮੰਨੀ ਜਾਵੇਗੀ। ਅਮਰੀਕਾ ਅਜਿਹਾ ਪਹਿਲਾਂ ਦੇਸ਼ ਹੈ ਜਿਸਨੇ 1994 ਵਿੱਚ ਇਸ ਕਮੇਟੀ ਤੋਂ polio free country ਦਾ certificate ਪ੍ਰਾਪਤ ਕੀਤਾ।

Pulse polio programme ਦਾ purpose India ਵਿਚੋਂ ਇਹ ਸੀ ਕਿ ਸਨ 2005 ਤੱਕ ਇਸ ਦੇਸ਼ ਵਿਚੋਂ polio ਨੂੰ ਜੜ ਤੇ ਖਤਮ ਕਰਨਾ ਹੈ।

Effects of Pulse Polio Movement

Pulse polio movement health worker ਦੀ movement ਹੈ ਜੋ polio ਕੇਸਾਂ ਨੂੰ ਲੱਭਣ ਲਈ ਇੱਕ ਘਰ ਤੋਂ ਦੁਸਰੇ ਘਰ ਤੱਕ ਹੁੰਦੀ ਹੈ।

1. ਇਹ ਬਹੁਤ important ਹੈ 5 ਸਾਲ ਦੀ age ਤੱਕ ਦੇ ਬੱਚਿਆਂ ਦਾ vaccination complete ਕੀਤਾ ਜਾਵੇ।
2. ਜਦੋਂ health worker ਕਰਦੇ ਹਨ ਤਾਂ ਲੋਕ ਆਪਣਾ active participation ਦੇਣ।
3. ਇਸਤੋਂ ਲੋਕ disease ਦੇ ਬਾਰੇ ਜਰਗਰੂਕ ਹੁੰਦੇ ਹਨ।
4. ਇਹ ਬਹੁਤ ਸਸਤਾ ਹੈ।
5. ਇਹ epidemics ਨੂੰ control ਕਰਨ ਲਈ ਲਾਭਦਾਇਕ ਹੈ।

Steps of Pulse Polio

India ਵਿੱਚ pulse polio immunization programme 1995 ਵਿੱਚ start ਹੋਇਆ ਸੀ ਇਸ programme ਦੇ under ਹਰ ਸਾਲ ਦਿਸੰਬਰ or ਜਨਵਰੀ ਦੇ month ਵਿੱਚ ਇਕ ਹੀ ਦਿਨ ਵਿੱਚ 5 ਸਾਲ ਤੱਕ ਬੱਚਿਆਂ ਨੂੰ polio vaccine ਦੀ same dose ਦਿੱਤੀ ਜਾਂਦੀ ਸੀ।

ਪਹਿਲੇ step ਵਿੱਚ ਇਸ programme ਨੇ ਤਿੰਨ ਸਾਲ ਤੱਕ ਦੇ ਬੱਚਿਆਂ ਨੂੰ ਲਿਆ ਜਾਂਦਾ ਸੀ। ਇਸ ਤੋਂ ਬਾਅਦ age ਗਰੁੱਪ ਨੂੰ ਵਧਾ ਕੇ ਇਸਨੂੰ 5 ਸਾਲ ਤੱਕ ਕਰ ਦਿੱਤਾ ਗਿਆ। ਇਸ programme ਦੇ part ਦੀ ਤਰ੍ਹਾਂ ਬਹੁਤ ਸਾਰੇ step ਲਏ।

1 step ਦੇ ਅੰਦਰ ਲਗਭਗ 9 ਕਰੋੜ ਬੱਚਿਆਂ ਨੂੰ polio vaccine ਦੀ dose ਦਿੱਤੀ ਗਈ ਸੀ। ਇਸਦੇ 6 step ਤੱਕ ਇਹ ਸੰਖਿਆ ਵੱਧ ਕੇ 13.4 ਕਰੋੜ ਹੋ ਗਈ।

1 step ਵਿੱਚ 20 lakh health worker ਨੂੰ participate ਕੀਤਾ ਸੀ। ਇਸ ਤੋਂ ਬਾਅਦ health worker ਦੀ ਇਹ ਸੰਖਿਆ ਵੱਧਦੀ ਗਈ। ਇਸਦੇ ਨਾਲ ਹੀ polio booth ਦੀ ਸੰਖਿਆ ਵੀ ਵੱਧਦੀ ਗਈ or ਕੁੱਝ ਹੋਰ organization ਵੀ ਇਸ programme ਵਿੱਚ ਹਿੱਸਾ ਲੈਣ ਲੱਗੇ। ਬਸਾਂ or trains ਵਿੱਚ polio vaccine administration ਕਰਨ ਲਈ mobile booth ਸੈਟ ਕੀਤੇ ਗਏ।

National Kala-Azar Control Programme

ਕਾਲਾ ਆਜਾਰ ਇੱਕ endemic disease ਹੈ। ਇਹ programme ਸਨ 1990 ਤੋਂ 1991 ਵਿੱਚ ਲਾਗੂ ਕੀਤਾ ਗਿਆ। ਇਸਦੇ main purpose ਨਿਮਨ ਹਨ।

1. Early case detection and proper treatment.
2. Vector ਨੂੰ control ਕਰਕੇ ਇਸਦੇ transmission ਨੂੰ prevent ਕਰਨਾ।
3. Supervision and evaluation.
4. Research or prevention and control of kala azar.

Role of Nurse

1. Survey
2. Notification
3. Isolation of sick treatment
4. Record and report
5. Health education on diet use of instruction
6. Personal and environmental hygiene
7. Control of sand fly and elimination of breading places
8. Spraying and detection of S/S that are fever, weight loss, anaemia and spleenomegaly.
9. Educate the people to participate in programme and research activities.

National Cancer Control Programme

Life style ਵਿੱਚ changes ਹੋਣ ਕਾਰਨ cancer ਇਕ major population health problem ਬਣ ਚੁੱਕਾ ਹੈ। 2 million cancer patient country ਵਿੱਚ ਹਮੇਸ਼ਾ present ਰਹਿੰਦੇ ਹਨ। ਇਸ ਲਈ cancer patient ਦੀ ਸੰਖਿਆ ਨੂੰ ਘੱਟ ਕਰਨ ਲਈ 1975 ਵਿੱਚ national cancer control programme start ਕੀਤਾ ਗਿਆ। ਇਹ programme 1984 ਵਿੱਚ ਲਾਗੂ ਕੀਤਾ ਗਿਆ ਇਸਦੇ main objective ਨਿਮਨ ਹਨ :

1. **Primary prevention:** Use of ਤੰਬਾਕੂ or ਦੂਸਰੇ product ਜਿਸ ਤੋਂ cancer ਹੋਣ ਦੇ chances ਹੋਣ ਉਨਾਂ ਦਾ use ਘੱਟ ਕਰਨਾ or ਇਸ ਲਈ health education provide ਕਰਨਾ।
2. **Secondary prevention:** Diagnosis of throat, mouth, breast, tobacco cancer and journal cancer in primary stage.

3. **Tertiary prevention:** General treatment, surgery radio therapy and chemotherapy ਲਈ involve ਸੰਸਥਾਵਾਂ ਨੂੰ strength provide ਕਰਨਾ।
4. **Pain reliving Rx:** ਇਸ programme ਦੀ activities ਵਿੱਚ cancer unit ਨੂੰ ਸੈਟ ਕਰਨਾ district level ਤੇ district cancer control programme ਸੈਟ ਕਰਨਾ or voluntary organizations ਨੂੰ financial provide ਕਰ ਆਦਿ ਦੀ ਸੱਮੁਲਿਤ ਕੀਤੀ ਗਈ।

Short ਵਿੱਚ ਇਹ programme ਦਾ purpose cancer ਦਾ diagnosis ਕਰਨਾ treatment arrange ਕਰਨਾ ਹੈ। ਇਸ programme ਦੇ ਸਕੀਮ ਨੂੰ 2004-2005 ਵਿੱਚ revised ਕੀਤਾ ਗਿਆ।

ਇਹਨਾਂ ਸਕੀਮਾਂ ਦੇ main features ਨਿਮਨ ਹਨ :

1. **Regional cancer centre scheme:** ਇਸ ਸਕੀਮ under complicated cancer ਨੂੰ treatment ਲਈ referral centre ਤੱਕ refer ਕਰਨ ਦੀ ਕਿਰਿਆ ਨੂੰ strength ਦਿੱਤੀ ਗਈ।
2. **Oncology wing development scheme:** ਇਹ ਸਕੀਮ ਕੰਟਰੀ ਵਿੱਚ treatment facilities provide ਕਰਦੀ ਹੈ or equipment ਖਰੀਦਣ ਲਈ ਫਾਨੇਸ਼ਨੀਅਨ help provide ਕਰਦੀ ਹੈ।
3. **District cancer control programme:** Cancer ਨੂੰ proper health education or early detection ਤੋਂ prevent ਕੀਤਾ ਜਾ ਸਕਦਾ ਹੈ।
4. **Research and training:** ਇਸ ਸਕੀਮ ਦੇ under training programme ਰਿਸਰਚ activities ਨੂੰ central level ਤੇ organised ਕੀਤਾ ਜਾਂਦਾ ਹੈ। ਕੁੱਝ ਹੋਰ ਵੀ ਸਕੀਮਾਂ ਹਨ ਜਿਨਾਂ ਵਿੱਚ voluntary organised ਨੂੰ financial support ਕੀਤਾ ਜਾਂਦਾ ਸੀ। Anti ਤੰਬਾਕੂ or legislation ਦੇ regarding publicity ਕੀਤੀ ਜਾਂਦੀ ਹੈ or ਇਸਤੇ health education ਦਿੱਤੀ ਜਾਂਦੀ ਇਹ cigarette or ਦੂਸਰੇ ਤੰਬਾਕੂ related products ਨੂੰ ਘੱਟ use ਕੀਤਾ ਜਾਵੇ।

Role of Nurse in Cancer Control Programme

1. Administration
2. Early detection
3. Surveillance
4. Notification
5. Record and report
6. Health education.

- Increase consumption of fresh vegetable to prevent cancer.
- Increase the fibre diet in take ਕਿਉਂਕਿ high fibre diet ਕੁੱਝ cancer ਦੇ risk ਨੂੰ ਘੱਟ ਕਰਦੀ ਹੈ, e.g. breast cancer, prostate cancer and colon cancer.
- Increase intake of vitamin A.
- Increase intake of vitamin C ਕਿਉਂਕਿ vitamin stomach cancer ਨੂੰ ਰੋਕਦਾ ਹੈ।
- Weight ਨੂੰ control ਕਰਨਾ ਚਾਹੀਦਾ ਹੈ ਕਿਉਂਕਿ ਮੋਟਾਪਾ ਕਈ cancer ਦਾ ਕਾਰਣ ਬਣਦਾ ਹੈ ਜਿਵੇਂ ਕਿ uterus ਦਾ cancer, breast cancer and colon cancer.
- Diet ਵਿੱਚ fat ਦਾ intake ਘੱਟ ਕਰਨਾ ਚਾਹੀਦਾ ਹੈ।

- Salt ਦੀ ਮਾਤਰਾ ਘੱਟ ਲੈਣੀ ਚਾਹੀਦੀ ਹੈ।
- Stop smoking.
- Alcohol ਨਹੀਂ ਲੈਣਾ ਚਾਹੀਦਾ ਕਿਉਂਕਿ ਇਹ liver cancer ਨੂੰ cause ਕਰਦਾ ਹੈ।
- ਆਪਣੇ-ਆਪ ਨੂੰ ਜਿਆਦਾ ਤੋਂ 2 sunlight ਤੋਂ ਬਚਾਉਣਾ ਚਾਹੀਦਾ ਹੈ।
- Skin cancer ਨੂੰ prevent ਕਰਨ ਲਈ ਸੰਸਕਰੀਮ lotion ਦਾ use ਕਰਨਾ ਚਾਹੀਦਾ ਹੈ।

National STD Control Programme

ਇਹ programme 1946 ਵਿੱਚ start ਹੋਇਆ ਸੀ। ਇਸਦਾ ਸੱਭ ਤੋਂ ਵੱਡਾ aim STD ਨੂੰ diagnose ਕਰਨ or ਇਸਦਾ treatment ਕਰਨ ਲਈ special facilities provide ਕਆਸੀ। ਇਸੇ programme ਦੇ under STD ਨਾਲ related health education or individual counselling ਵੀ arrange ਕੀਤੀ ਜਾਂਦੀ ਹੈ।

Role of Nurse

1. Home to home survey.
2. Early case detection.
3. Surveillance and notification.
4. Good health habits.
5. Maintain record and report about STD case.
6. Patient ਦੀ proper history ਲੈਣਾ or ਸਾਰੇ test ਕਰਾਉਣਾ or according to test proper treatment patient ਨੂੰ provide ਕਰਾਉਣਾ।
7. Training and education
   (a) Arrange the programme regarding STD
   (b) ਸਾਰੇ health workers ਨੂੰ ਐਕਰੇਜ ਕਰਾਂਗੇ ਕਿ ਪੂਰੀ community ਨੂੰ STD ਨੂੰ prevent ਕਰਨ ਲਈ education ਦੇਵਗੇ।
8. Risk group ਦੇ test ਲੈਣਾ or check-up ਕਰਾਉਣਾ, e.g. Pregnant women, blood donor, industrial worker.
9. STD clinics ਦਾ arrangement ਕਰਨਾ।
10. Risk ਗਰੁਪ ਨੂੰ lab. services provide ਕਰਾਉਣਾ।
11. STD ਨੂੰ control ਕਰਨ ਲਈ ਕਾਨੂੰਨ ਬਣਾਉਣੇ ਚਾਹੀਦੇ ਹਨ ਜਿਵੇਂ prostitutions ਨੂੰ avoid ਕਰਨਾ ਚਾਹੀਦਾ ਹੈ।
12. Health education
    (a) Social therapy
    (b) Medical therapy
    (c) Recreational facilities ਦੇ ਬਾਰੇ ਲੋਕਾਂ ਨੂੰ education ਦੇਣਾ।
    (d) Living standard ਨੂੰ increase ਕਰਨਾ।
    (e) Maintain personal hygiene
    (f) Counselling ਲਈ programme arrange ਕਰਨਾ, e.g. Marriage counselling, premarital counselling.

(g) Risk groups ਲਈ health education programme ਨੂੰ organised ਕਰਨਾ, e.g. Adult.

(h) STD ਨੂੰ control ਕਰਨ ਲਈ youth clubs ਦਾ arrangement ਕਰਨਾ।

(i) Contraceptive method ਬਾਰੇ ਲੋਕਾਂ ਨੂੰ educate ਕਰਨਾ।

(j) Multiple sexual partner ਨੂੰ avoid ਕਰਨਾ ਚਾਹੀਦਾ ਹੈ।

(k) Maintain environment hygiene

(l) School education. Adult education and sex education ਲੋਕਾਂ ਨੂੰ provide ਕਰਾਉਣਾ।

(m) Parents ਨੂੰ ਘਰ ਤੇ ਚੰਗੀ condition ਬਣਾਉਣ ਲਈ ਤਿਆਰ ਕਰਨਾ, e.g. Avoid sickness.

(n) Drug addiction ਨੂੰ programme ਨੂੰ avoid ਕਰਾਉਣਾ।

13. Medicine provide ਕਰਾਉਣਾ।
14. Follow-up.

National Mental Health Programme

ਇਹ programme 1882 ਵਿੱਚ ਸ਼ੁਰੂ ਕੀਤਾ ਗਿਆ ਸੀ। ਇਸਦਾ main objective general health career social development ਵਿਚੋਂ application of mental ਜਾਣਕਾਰੀ ਨੂੰ ਵਧਾਉਣਾ ਸੀ or risky community ਨੂੰ mental health services provide ਕਰਨਾ ਸੀ।

Aims

1. Nurological disorder or ਇਸਨਾਲ related disabilities ਨੂੰ prevent ਕਰਨਾ or ਉਨਾਂ ਦਾ proper treatment ਕਰਨਾ।
2. ਲੋਕਾਂ ਦੀ general health status ਨੂੰ improve ਕਰਨ ਲਈ mental technology ਦਾ use ਕਰਨਾ।
3. Care ਦੀ quality ਨੂੰ improve.
4. Mental development care ਦੀ quality ਨੂੰ improve ਕਰਨ ਲਈ mental health principles ਨੂੰ supply ਕਰਨਾ।

National Family Welfare Programme

Required level ਤੱਕ birth rate ਨੂੰ ਘੱਟ ਕਰਨ ਦੇ ਉਦੇਸ਼ ਨਾਲ ਇਹ programme 1951 ਨੂੰ start ਕੀਤਾ ਗਿਆ ਸੀ। ਇਸਦੇ ਦੂਸਰੇ objective ਨਿਮਨ ਹਨ :

1. ਆਪਣੇ ਆਪ ਸਲੇਕਟ ਕਰਕੇ family planning method ਆਪਣਾਉਣਾ।
2. Plant family ਦੀ importance ਨੂੰ ਪ੍ਰੋਤਸਾਹਿਤ ਕਰਨਾ।
3. Small family ਨੂੰ ਅਪਣਾਉਣਾ।
4. Programme ਵਿਚੋਂ voluntary organization, local leader, self Govt ਦਾ participation ਕਰਨਾ।
5. Public ਵਿਚੋਂ health education ਦਾ extensive use ਕਰਨਾ।

India ਅਜਿਹੀ ਪਹਿਲੀ country ਹੈ ਜਿਥੇ Govt level ਤੇ family welfare programme implement ਕੀਤਾ ਗਿਆ।

National Health Policy 1983

1. Birth rate 27/1000
2. Death rate 9/1000
3. Child mortality rate less than 60/1000
4. Net reproductive rate less than 1
5. Family size 2 to 3%.

National Health Policy 2002

ਇਸਦਾ main aim IMR ਨੂੰ 30/1000 ਤੱਕ or MMR ਨੂੰ 100/1 lakh ਤੱਕ ਘੱਟ ਕਰਨਾ ਸੀ।

Components of Programme

1. **Administration and organization:** ਇਸ ਵਿੱਚ workers ਨੂੰ appoint ਕੀਤਾ ਜਾਂਦਾ ਹੈ or resources arrange ਕੀਤੇ ਜਾਂਦੇ ਹਨ।
2. Medical, paramedical and nursing staff ਨੂੰ training ਦਿੱਤੀ ਜਾਂਦੀ ਹੈ।
3. Social and health education ਦਿੱਤੀ ਜਾਂਦੀ ਹੈ।
4. Health services ਨੂੰ apply ਕਰਨਾ।

Family welfare programme ਦਾ scope ਬਹੁਤ ਜਿਆਦਾ ਹੈ। ਇਸ ਨਿਮਨ activities ਕੀਤੀ ਹੈ :

1. Material and child health
2. Reproductive child health
3. Small family
4. School health
5. Contraceptive
6. Immunization
7. Activities related to eligible couples
8. Distribution of contraceptive
9. Sterility treatment.

Diabetes Control Programme

National diabetes control programme 7 ਪੰਜ ਸਾਲਾਂ ਯੋਜਨਾ ਦੌਰਾਨ start ਹੋਇਆ ਸੀ। ਇਹ programme sub centre, PHC or district hospital ਵਿੱਚ diabetes ਦਾ diagnosis and Rx ਕਰਨ ਨਾਲ ਸੰਬੰਧਤ ਹੈ।

Goals

1. **Primary Diagnosis:** ਇਸ ਵਿੱਚ ਅਜਿਹੀ population ਨੂੰ notificate ਕੀਤਾ ਜਾਂਦਾ ਹੈ ਜਿਨਾਂ ਨੂੰ ਸੱਭ ਤੋਂ ਜਿਆਦਾ diabetes ਦਾ risk ਹੋਵੇ or ਉਹਨਾਂ ਨੂੰ education ਕੀਤੀ ਜਾਂਦੀ ਹੈ।
2. **Secondary diagnosis:** Risk groups ਨੂੰ ਉਹਨਾਂ ਦੀ morbidity or mortality rate ਘੱਟ ਕਰਨ ਲਈ early diagnose ਕਰਕੇ or treatment ਕੀਤਾ ਜਾਂਦਾ ਹੈ।
3. Eye disease
   - Heart disease

- Kidney disease ਦੀ complication ਨੂੰ diagnose ਕੀਤਾ ਜਾਂਦਾ ਹੈ।

4. ਸਾਰੇ diabetic patient ਲਈ ਇਕੋ ਜਿਹੀ ਸੁਵਿਧਾਵਾਂ arrange ਕੀਤੀ ਜਾਂਦੀਆਂ ਹਨ। Disable diabetic patient ਨੂੰ rehabilitate ਕੀਤਾ ਜਾਂਦਾ ਹੈ।

Role of Nurse

1. Survey
2. Early detection
3. Surveillance
4. Notification
5. Record and report
6. Arrangement of programme
7. Improving health habits
8. Lab. test
9. Rehabilitation
10. Training and education of worker
11. Availability of services
12. Health education.

Educate the People

1. Sign/symptoms diabetes mellitis
2. ਇਸਦੀ prevention and management
3. ਲੋਕਾਂ ਨੂੰ ਉਤਸਾਹਿਤ ਕਰਨਾ ਕਿਓ ਜਿਆਦਾ fluid ਲੈਣਾ।
4. ਚੰਗੀ nutrients food ਲੈਣਾ।
5. Sweets ਨੂੰ avoid ਕਰਨਾ ਚਾਹੀਦਾ ਹੈ।
6. Medicine properly ਲੈਣੀ ਚਾਹੀਦੀ ਹੈ।
7. Regular exercise ਕਰਨੀ ਚਾਹੀਦੀ ਹੈ।
8. Personal or environmental hygiene ਨੂੰ ਬਣਾਕੇ।
9. Smoking or ਸ਼ਰਾਬ ਨੂੰ avoid ਕਰਨਾ ਚਾਹੀਦਾ ਹੈ।
10. Family members ਦੀ insulin ਦੇ ਬਾਰੇ ਵਿੱਚ ਜਿਣਕਾਰੀ ਨੂੰ access ਕਰਾਂਗੇ or ਉਨਾਂ ਨੂੰ insulin administer ਕਰਨ ਬਾਰੇ educate ਕਰਾਂਗੇ।
11. Nails ਦਾ ਖਾਸ ਧਿਆਨ ਰੱਖਣ ਲਈ ਕਰਾਂਗੇ।
12. Diabetes mellitus ਦੀ complication ਬਾਰੇ ਜਾਣਕਾਰੀ।
13. ਦੇਵਾਂਗੇ ਜਿਵੇਂ ਕਿ retinopathy or neuropathy. Health services provide ਕਰਾਂਗੇ।
14. Regular follow-up.
15. Blood or urine ਦਾ test time to time ਕਰਾਉਣ ਲਈ ਕਰਾਂਗੇ।
16. Family members ਨੂੰ educate ਕਰਾਂਗੇ ਕਿ ਉਹ diabetes mellitus programme ਵਿੱਚ ਹਿੱਸਾ ਲੈਣਾ।

CHAPTER 5

ਗਿਆਨ ਦਾ ਨਵੀਕਰਣ (Update Knowledge)

Continuing Education for Self Development

ਕਿਸੇ ਵੀ person ਦੀ knowledge ਲੈਣ ਦੀ ਪਰਵਿਰਤੀ ਜਾਂ ਸਿੱਕਣ ਦੀ ਇੱਛਾ ਹੀ person ਨੂੰ ਅੱਗੇ ਵੱਧਣ or ਸਮੇਂ ਦੇ ਨਾਲ ਚੱਲਣ ਦਾ ਹੌਂਸਲਾ or ਉਮੀਦ ਦਿੰਦੀ ਹੈ।

ਇਸੇ ਤਰ੍ਹਾਂ ਦੀ ਜਿਨਾਂ ਲੋਕਾਂ ਨੇ ਪਹਿਲੇ ਸਮੇਂ ਵਿੱਚ ਕੋਈ professional course ਕੀਤੇ ਹੁੰਦੇ ਹਨ, ਉਹਨਾ ਲਈ ਅੱਗੇ ਵੱਧਣ ਜਾਂ ਅੱਜ ਦੇ ਤੇਜੀ ਨਾਲ ਵੱਧ ਰਹੇ ਜਮਾਨੇ ਦੇ ਨਾਲ ਕੱਦਮ ਮਿਲਾਉਣਾ ਉਨਾਂ ਹੀ ਕਠਿਨ ਹੈ। ਜਿੰਨਾਂ ਕਿ ਦੂਸਰੇ ਲੋਕਾਂ ਦੇ ਲਈ ਇਸ ਲਈ ਬਾਰ-2 ਉਹਨਾਂ ਲੋਕਾਂ ਦੇ ਲਈ ਵੀ profession up great course ਜਾਂ ਫਿਰ new technology ਨੂੰ use ਕਰਨ ਲਈ service ਲਗਾਏ ਜਾਂਦੇ ਹਨ।

ਆਪਣੇ-ਆਪ ਨੂੰ up great ਕਰਨ ਲਈ ਇਹ ਜਰੂਰੀ ਨਹੀਂ ਹੈ ਕਿ ਆਪ students ਬਣ ਕੇ class ਵਿੱਚ ਹੀ ਬੈਠ ਕੇ ਪੜੋ ਅਸੀ ਕਿਸੇ ਵੀ ਸਥਾਨ ਤੇ ਬੈਠ ਕੇ ਕੋਈ ਵੀ technology ਦੇ ਨਾਲ ਆਪਣੀ knowledge ਨੂੰ up great ਕਰ ਸਕਦੇ ਹਨ ਜਿਵੇਂ ਕਿ :

1. **Through computer:** Computer internet ਵਿੱਚ whole word ਨੂੰ ਇਕ ਸਾਲਾਂ ਵਿੱਚ ਪਰੋ ਦਿੱਤਾ ਹੈ। ਇਸਦੇ ਦੁਆਰਾ ਹਰ new and old ਜਾਣਕਾਰੀ ਪ੍ਰਾਪਤ ਕੀਤੀ ਜਾ ਸਕਦੀ ਹੈ। World ਦੇ ਕਿਸੇ ਵੀ ਕੋਨੇ ਵਿੱਚ ਕੀ ਹੋ ਰਿਹਾ ਹੈ ਇਹ ਅਸੀ ਕਿਤੇ ਵੀ ਬੈਠ ਕੇ ਪਤਾ ਲਗਾ ਸਕਦੇ ਹਾਂ ਇਹ ਆਪਣੇ-ਆਸ-ਪਾਸ ਦੇ ਲਈ ਵੀ ਲਾਭ ਦਾ ਇੱਕ ਹੈ or ਇਸਨੂੰ planning ਕਰਨ ਵਿੱਚ ਵੀ ਸ਼ਾਮਿਲ ਕਰ ਸਕਦੇ ਹਾਂ।

   Internet and mail etc. ਦੇ ਦੁਆਰਾ ਅਸੀ ਆਪਣੇ ਵਿਚਾਰਾਂ ਦਾ ਅਦਾਨ-ਪ੍ਰਦਾਨ ਕਰ ਸਕਦੇ ਹਾਂ or ਪੂਰੇ world ਦੇ ਨਾਲ ਜੁੜ ਸਕਦੇ ਹਾਂ।

2. **Through newspaper:** ਇਹ ਸਾਡੀ life ਦਾ ਅਜਿਹਾ ਭਾਗ ਹੈ। ਜਿਸਨੂੰ ਅਲਗ ਨਹੀਂ ਕੀਤਾ ਜਾ ਸਕਦਾ। ਇਹ ਸੱਭ ਤੋਂ ਜਿਆਦਾ ਉਪਲੱਬਧ ਹੋਣ ਵਾਲਾ ਸੱਭ ਤੋਂ ਸਸਤਾ or ਚੰਗਾ media ਹੈ। ਇਸ ਵਿੱਚ ਦੇਸ਼-ਵਿਦੇਸ਼ ਦੀ news ਦੇ ਇਲਾਵਾਂ entertainment or ਕਈ ਤਰ੍ਹਾਂ ਦੀ knowledge ਹੁੰਦੀ ਹੈ। ਇਹ knowledge ਨੂੰ up-date ਕਰਨ ਸਭ ਤੋਂ ਅਲਗ ਸਾਧਨ ਹੈ ਇਸ ਵਿੱਚ ਲਿਖੀ knowledge ਕਿਤੋਂ ਵੀ ਅਸਾਨੀ ਨਾਲ ਲੈ ਕੇ ਪੜ ਸਕਦੇ ਹਾਂ।

3. **Through circulars:** Centres ਦੀ ਕਾਰਵਾਈ ਦੇ ਲਈ or new-new project ਦੇ ਲਈ circular ਨਿਕਲਦੇ ਰਹਿੰਦੇ ਹਨ। ਇਸਦੇ ਸਾਲ co-ordinate ਰੱਖਣਾ ਹਰੇਕ circulars ਨੂੰ ਧਿਆਨ ਵਿੱਚ ਰੱਖਣਾ ਪੜਨਾਂ knowledge ਨੂੰ up-date ਕਰਨ ਲਈ ਜਰੂਰੀ or ਚੰਗਾ ਹੈ।

4. **Through meeting:** ਇਹ ਇਕ ਜਾਂ ਕਿਸੇ problem ਨੂੰ solve ਕਰਨ ਦਾ ਆਪਣਾ ideas ਦੱਸਣ ਦੇ or ਦੂਸਰੇ ਦੇ ਕੰਮ ਨੂੰ ਚੰਗੀ ਤਰ੍ਹਾਂ ਸਮਝਣ ਲਈ ਕੀਤੀ ਜਾਂਦੀ ਹੈ।

   Meeting ਕੀਤੀ ਜਾਂਦੀ ਹੈ। ਵਿੱਚ ਹਰ ਤਰ੍ਹਾਂ ਦੇ ਲੋਕਾਂ ਹੁੰਦੇ ਹਨ ਜਿੰਨਾਂ ਨੂੰ ਕਿਸੇ subject ਦੇ ਬਾਰੇ knowledge ਹੁੰਦੀ ਹੈ ਉਹ ਸਾਰੀਆਂ ਗੱਲਾਂ ਦੇ ਬਾਰੇ ਵਿੱਚ ਦੱਸਦੇ ਹਨ or ਇਹ ਗੱਲਾਂ ਉਸ ਦੀ ਦੂਸਰੇ ਲੋਕਾਂ ਦੀ knowledge ਨੂੰ up-date ਵੀ knowledge ਨੂੰ update ਕਰਨ ਦਾ ਚੰਗਾ ਤਰੀਕਾ ਹੈ।

5. **Through journals:** ਜਰਨਲ ਇਕ ਅਜਿਹੀ book ਹੈ। ਜੋ ਕਿਸੇ 1 subject ਦੇ ਮਾਧਿਅਮ ਤੋਂ ਲੋਕਾਂ ਦੀ ਤਰਫ ਤੋਂ ਜਾਂ ਨਵੀਆਂ ਗੱਲਾਂ ਸੁਣਨ ਲਈ ਕੱਢਿਆ ਜਾਂਦੀਆ ਹਨ। ਇਸ ਵਿੱਚ ਚੱਲ ਰਹੇ inventions, or ਜੋ ਹੋ ਚੁੱਕੇ ਹਨ, or ਹੋਣ ਵਾਲੇ ਜਨਰਲ ਦੇ ਬਾਰੇ ਵਿੱਚ ਥੋੜਾ-ਥੋੜਾ ਜਾਂ ਵਿਸਥਾਰ ਨਾਲ disease ਦੇ ਬਾਰੇ ਵਿੱਚ ਦੱਸਿਆ ਜਾਂਦਾ ਹੈ। ਜਨਰਲ ਵਿੱਚ ਹਰ ਇੱਕ ਘਰ ਕੇ ਬਾਰੇ ਵਿੱਚ ਪੜਦੇ ਆਪਣੀ knowledge ਨੂੰ update ਕਰ ਸਕਦੇ ਹਾਂ।

   ਇਸ ਤਰ੍ਹਾਂ ਤੋਂ ਅਸੀ ਆਧੁਨਿਕ or ਪੁਰਾਣੀ ਹਰ ਤਰ੍ਹਾਂ ਦੀ ਤਕਨੀਕ ਤੋਂ knowledge ਨੂੰ update ਕਰਕੇ ਕਾਫੀ ਸਹੀ ਵਿੱਚ ਵਿਚਾਰ ਕਰ ਸਕਦੇ ਹਾਂ।

Method of Self Development

Self development ਦੇ method ਵਿੱਚ learning and teaching methods ਆਉਂਦੇ ਹਨ। ਇਸ ਵਿੱਚ 7 ਤਰ੍ਹਾਂ ਦੇ concept ਦਿੱਤੇ ਹੋਏ ਹਨ ਜਿਸ ਵਿੱਚ :

1. (Learn your self not for at her) ਆਪਣੇ ਲਈ ਸਿੱਖੋ ਦੂਸਰਿਆਂ ਲਈ ਨਹੀਂ।
2. ਕੋਈ ਵੀ ਤੁਹਾਨੂੰ ਉਦੋਂ ਤੱਕ ਨਹੀਂ ਸਿਖਾ ਸਕਦਾ ਜਦੋਂ ਤੱਕ ਤੁਹਾਡੀ ਆਪਣੀ ਇੱਛਾ ਨਾਂ ਹੋਵੇ।
3. ਕੇਵਲ ਦਿਲ ਤੋਂ ਸਿੱਖਣ ਦੀ ਕੋਸ਼ਿਸ ਨਾਂ ਕਰੋ। ਪੂਰਾ ਸੰਨ ਵੀ ਲਗਾਉਣਾ ਚਾਹੀਦਾ ਹੈ।
4. ਕੇਵਲ specific skills ਤੇ ਧਿਆਨ ਦੇਣ ਦੀ ਬਜਾਇ social skills ਤੇ ਵੀ ਧਿਆਨ ਦਿਉ।
5. Team ਵਿੱਚ ਰਹਿ ਕੇ ਕੰਮ ਕਰਨ ਦੀ or ਸਿੱਖਣ ਦੀ ਕੋਸ਼ਿਸ ਕਰੋ।
6. ਦੂਸਰਿਆਂ ਤੋਂ ਸਿੱਖੋ specially ਕਿਸੇ experience person.
7. ਜੋ ਵੀ ਤੁਸੀ ਸਿਖਿੱਆ ਹੈ ਉਸਨੂੰ ਦੂਸਰਿਆਂ ਨੂੰ ਵੀ ਸਿਖਾਉ।

1. **Learn your self not for others:** ਜਿਨਾਂ ਜਿਆਦਾ ਅਸੀਂ ਸਿਖਾਂਗੇ ਉਹਨਾਂ ਜਿਆਦਾ ਹੀ ਜਾਣਾਂਗੇ। ਇਹ learning ਦੇ ਦੁਆਰਾ ਆਪਣੇ-ਆਪਣੇ ਨੂੰ improve ਕਰਨ ਦਾ ਰਸਤਾ ਹੈ। ਕਦੇ ਵੀ hard study ਕਰਨ ਲਈ or ਪੜਨ ਲਈ ਇਹ ਇੰਤਜਾਰ ਨਾਂ ਕਰੋ ਕਿ ਕੋਈ ਤੁਹਾਨੂੰ order ਦੇਵੇ।
2. ਕੋਈ ਵੀ ਤੁਹਾਨੂੰ ਉਦੋਂ ਤੱਕ ਨਹੀਂ ਸਿੱਖ ਸਕਦਾ ਜੱਦ ਤੱਕ ਤੁਹਾਡੀ ਆਪਣੀ ਇੱਛਾ ਨਾਂ ਹੋਵੇ : ਸਿੱਕਣਾ ਇੱਕ ਕਿਰਿਆ ਹੈ ਇਸ ਲਈ ਸਾਨੂੰ action ਕਰਨ ਦੀ ਜਰੂਰਤ ਹੁੰਦੀ ਹੈ। ਜੱਦ ਤੱਕ ਅਸੀਂ ਖੁਦ ਆਪਣੇ ਨਾਲ ਸਿੱਖਣ ਦਾ commitment ਨਹੀਂ ਕਰਦੇ। ਉਦੋਂ ਤੱਕ ਦੂਸਰਿਆਂ ਦੇ ਦੁਆਰਾ ਸਾਨੂੰ ਸਿੱਖਣ ਲਈ ਕਹਿਣਾ useless ਹੈ ਕੇਵਲ ਜਦੋਂ ਅਸੀਂ ਅਜਿਹਾ ਕਰਨ ਲਈ ਇੱਛਿਤ ਹੋਵਾਂਗੇ ਤਾਂ ਹੀ ਇਸਨੂੰ ਪ੍ਰਾਪਤ ਕਰ ਸਕਦੇ ਹਾਂ।
3. ਕੇਵਲ ਦਿਲ ਨਾਲ ਸਿੱਖਣ ਦੀ ਕੋਸ਼ਿਸ ਨਾਂ ਕਰੋ : ਸਿੱਖਣ ਲਈ ਤਿੰਨ ਕਿਰਿਆਵਾਂ ਹੁੰਦੀਆਂ ਹਨ। Learning by heart, learning by practice and learning by analytical thinking ਇਸ ਲਈ ਕੇਵਲ heart ਨਾਲ ਸਿੱਖਣ ਦੀ ਬਜਾਇ ਇੰਨਾਂ ਕਿਰਿਆਵਾਂ ਨੂੰ ਨਾਲ ਚਲਾਣਾ ਚਾਹੀਦਾ ਹੈ।
4. ਕੇਵਲ special skill ਤੇ ਧਿਆਨ ਦੇਣ ਦੀ ਬਜਾਏ social skill ਤੇ ਵੀ ਧਿਆਨ ਦਿਉ। ਇਕ ਹੀ point ਤੇ ਚਿਪਕਣ ਦੀ ਬਜਾਇ ਜਰਨਲ ਜਾਣਕਾਰੀ ਵੀ ਰੱਖਣੀ ਚਾਹੀਦੀ ਹੈ। ਜਿਆਦਾਤਰ ਪੜਨਾਂਦੀ ਕੋਸ਼ਿਸ਼ ਕਰਨੀ ਚਾਹੀਦੀ ਹੈ।

5. Team ਵਿੱਚ ਰਹਿ ਕੇ ਕੰਮ ਕਰਨ or ਸਿੱਖਣ ਦੀ ਕੋਸ਼ਿਸ਼ ਕਰਨਾ। ਜੇਕਰ ਸਾਡੇ ਵਿੱਚ ਕੰਮ ਕਰਨ ਦੀ ਸਕਤੀ ਹੈ ਪਰੰਤੂ good character ਨਹੀਂ ਹੈ ਤਾਂ ਅਸੀ ਅਸਫੂਲ ਹਾਂ। ਕੰਮ ਕਰਨ ਦੀ ਸ਼ਕਤੀ ਦੇ ਨਾਲ-2 good ਕਰੈਕਟਰ ਵੀ ਹੋਵੇ ਤਾਂ ਅਸੀ ਆਪਣੇ goal ਨੂੰ ਪ੍ਰਾਪਤ ਕਰ ਸਕਦੇ ਹਾਂ।
6. ਦੂਸਰਿਆਂ ਤੋਂ ਸਿੱਖੋ ਕੇਵਲ ਅਨੁਤਵੀ person ਤੋਂ : ਇਕ modal ਜਾਂ public feeble ਸਾਡੀ life ਨੂੰ inspire ਕਰਨ ਵਿੱਚ help ਕਰ ਸਕਦਾ ਹੈ।
7. ਜੋ ਵੀ ਤੁਸੀ ਸਿੱਖਿਆ ਹੈ ਉਸਨੂੰ ਦੁਸਰਿਆਂ ਨੂੰ ਵੀ ਸਿਖਾਉ : ਆਪਣੇ ਆਸ-ਪਾਸ leaders ਬਣਾਉਣ ਦੀ ਕੋਸ਼ਿਸ ਕਰੋ ਪਰੰਤੂ ਇਹ ਕਦੇ ਨਾਂ ਸੋਚੋ ਕਿ ਕੋਈ ਤੁਹਾਡੇ ਨਾਲੋਂ ਬਿਹਤਰ ਹੈ। ਇਹ ਤੁਹਾਡੀ ਯੋਗਤਾ ਨੂੰ ਘੱਟ ਨਹੀਂ ਕਰਨ ਪਰੰਤੂ ਤੁਹਾਡੀ ਜਾਣਕਾਰੀ or capacity ਵਧਾਉਣ ਵਿਚ ਤੁਹਾਡੀ help ਕਰੇਗਾ। ਇਸ ਨਾਲ ਅਸੀ ਆਪਣਾ impact ਕਈ ਗੁਣਾ ਵਧਾ ਸਕਦੇ ਹਾਂ।

Interacting with Community

ਵਿਅਕਤੀ ਇਕ social ਪ੍ਰਾਣੀ ਹੈ or ਉਹ ਜਿਸ community ਵਿੱਚ ਰਹਿੰਦਾ ਹੈ ਉਸ community ਦਾ ਭਲਾ ਚਾਹੰਦਾ ਹੈ ਮਨੁੱਖ ਦੀ ਇਹੀ thinking ਉਸਨੂੰ animal ਤੋਂ ਅਲੱਗ ਕਰਦੀ ਹੈ or ਸਾਰੇ ਜਨ ਜੀਵਨ ਨੂੰ ਪ੍ਰਭਾਵਿਤ ਕਰਦੀ ਹੈ। ਲੋਕਾਂ ਵਿੱਚ ਕਿਸੇ ਨੂੰ information ਦੇਣਾ, education ਦੇਣਾ ਜਾਂ communication ਦੇ ਨਾਲ ਆਪਣੇ ਵਿਚਾਰ ਪ੍ਰਕਟ ਕਰਨਾ ਹਰ ਕਿਸੇ ਲਈ ਜਰੂਰੀ ਹੈ or ਚੰਗਾ ਵੀ ਲੱਗਦਾ ਹੈ ਪਰੰਤੂ ਹਰ ਵਿਅਕਤੀ ਇੱਕ ਪ੍ਰਭਾਵਸ਼ਾਲੀ ਢੰਗ ਨਾਲ ਆਪਣੀ ਗੱਲ ਨਹੀਂ ਕਹਿ ਸਕਦਾ। ਪ੍ਰਭਾਵਸ਼ਾਲੀ ਢੰਗ ਨਾਲ ਭਾਸਨ ਦੇਣਾ। Lecture ਦੇਣਾ ਜਾਂ ਅਸਮ ਲੋਕਾਂ ਵਿੱਚ ਬੋਲਣਾ ਇਕ important quality ਹੈ। ਇਸਨੂੰ ਪਰੈਕਟਿਸ or hard work ਤੋਂ ਹੀ ਪ੍ਰਾਪਤ ਕੀਤਾ ਜਾ ਸਕਦਾ ਹੈ। ਆਮ ਤੌਰ ਤੇ ਭਾਸ਼ਣ ਜਾਂ ਗੱਲ ਬਾਤ ਅਸੀਂ ਹੇਠਾਂ ਲਿਖੇ ਗਏ ਕਾਰਣਾਂ ਲਈ ਕਰਦੇ ਹਾਂ :

1. ਲੋਕਾਂ ਨੂੰ education ਦੇਣ ਲਈ।
2. ਕਿਸੇ ਕੰਮ ਲਈ motivation ਕਰਨ ਲਈ।
3. ਕਿਸੇ problem ਨੂੰ solve ਕਰਨ ਲਈ।

ਭਾਸਣ ਆਮ ਤੌਰ ਤੇ ਚਾਰ ਪ੍ਰਕਾਰ ਦੇ ਹੁੰਦੇ ਹਨ :

1. ਭਾਸਣ ਦੇਣਾ (Impromptu)
2. ਲਿਖਾ ਹੋਇਆ ਭਾਸ਼ਣ ਪੜਨਾ (Readout)
3. ਯਾਦ ਕੀਤਾ ਹੋਇਆ ਭਾਸ਼ਣ ਬੋਲਣਾ (Mentorised)
4. ਬਿਨਾਂ ਤਿਆਰੀ ਦੇ ਬੋਲਣਾ (Extempore)

ਇਕ ਚੰਗਾ speaker ਕਈ ਗੁਣਾ ਗੱਲਾਂ ਨੂੰ ਆਪਣੇ ਇੱਕ ਹੀ ਵਿਚਾਰ ਵਿੱਚ ਸਮੇਟਨਾ ਹੈ or ਕਈ ਗੱਲਾਂ ਦਾ ਧਿਆਨ ਰੱਖਣਾ ਹੈ। ਇਹ quality ਧਿਆਨ ਦੇਣ ਯੋਗ ਗੱਲਾਂ ਨੂੰ ਧਿਆਨ ਵਿੱਚ ਰੱਖਣ ਦੀ ਪਰੈਕਟਿਸ or hard work ਇਕ speaker ਨੂੰ ਪ੍ਰਭਾਵਸ਼ਾਲੀ speaker ਬਣਾਉਂਦੀ ਹੈ। ਇਸ ਵਿਚੋਂ ਕੁੱਝ ਧਿਆਨ ਦੇਣ ਯੋਗ ਗੱਲਾਂ ਹੇਠਾਂ ਲਿਖੀਆ ਗਈਆਂ ਹਨ :

1. ਜਦੋਂ ਵੀ ਭਾਸ਼ਣ ਦੀ ਸ਼ੁਰੁਆਤ ਕਰਦੀ ਹੈ ਤਾਂ ਇਹ positive start ਹੋਣਾ ਚਾਹੀਦਾ ਹੈ।
2. ਹਮੇਸ਼ਾ positive thinking ਅੱਗੇ ਵੱਧਣ ਲਈ ਪ੍ਰੇਰਿਤ ਕਰਦੀ ਹੈ।
3. ਭਾਸ਼ਣ ਨਿਯਮਿਤ ਸਮੇਂ ਤੇ or ਲੋਕਾਂ ਦੀ ਜਰੂਰਤ ਦੇ ਅਨੁਸਾਰ ਹੀ ਹੋਣਾ ਚਾਹੀਦਾ ਹੈ।
4. Speaker ਦੀ personality ਵੀ ਭਾਸ਼ਣ ਨੂੰ ਪ੍ਰਭਾਵਿਤ ਕਰਦੀ ਹੈ।

5. Speaker ਦੀ dress culture or ਮੌਸਮ ਦੇ ਅਨੁਸਾਰ ਹੋਣੀ ਚਾਹੀਦੀ ਹੈ।
6. Speaker ਦਾ body posture ਬਿਲਕੁੱਲ ਸਹੀ ਹੋਣਾ ਚਾਹੀਦਾ ਹੈ। ਭਾਸ਼ਣ ਠੀਕ ਢੰਗ ਨਾਲ ਖੜੇ ਹੋ ਕੇ ਜਾਂ ਬੈਠ ਕੇ ਹੋਣਾ ਚਾਹੀਦਾ ਹੈ ਨਾਂ ਕਿ ਆਕੜ ਕੇ, ਝੁਕ ਕੇ ਜਾਂ ਟੇਡੇ-ਮੇਡੇ ਹੋ ਕੇ।
7. ਬੋਲਦੇ ਸਮੇਂ gestures ਗੱਲ ਸਮਝਾਉਣੀ ਆਸਾਨ ਹੁੰਦੀ ਹੈ ਪਰੰਤੂ gestures ਸਹੀ ਹੋਣੇ ਚਾਹੀਦੇ ਹਨ। Gesture ਤੇ control ਹੋਣਾ good personality ਦੀ ਨਿਸ਼ਾਨੀ ਹੈ।
8. ਜਿੰਨਾਂ ਲੋਕਾਂ ਨਾਲ ਗੱਲ ਕਰਨੀ ਹੋਵੇ ਉਹਨਾਂ ਨਾਲ eye contact ਹੋਣਾ ਚਾਹੀਦਾ ਹੈ ਉਹਨਾਂ ਨੂੰ ਹਰ ਗੱਲ ਵਿੱਚ ਲੱਗ ਕਿ speaker ਉਹਨਾਂ ਨੂੰ ਸੰਬੋਧਿਤ ਕਰ ਰਿਹਾ ਹੈ।
9. ਗਲੱਬਾਤ ਉਸ ਇਲਕਿ ਦੀ ਭਾਸ਼ਾ ਵਿੱਚ ਹੀ ਕਰਨੀ ਚਾਹੀਦੀ ਹੈ। ਜਿਸ ਨਾਲ ਲੋਕ speaker ਦੀ ਗੱਲ ਆਸਾਨੀ ਨਾਲ ਸਮਝਣ or ਸੁਣਨ।
10. Speaker ਦੀ ਅਵਾਜ ਸਪੱਸ਼ਟ ਹੋਣੀ ਚਾਹੀਦੀ ਹੈ or ਸਾਰਿਆਂ ਨੂੰ ਸੁਣਨੀ ਚਾਹੀਦੀ ਹੈ।
11. ਭਾਸ਼ਣ ਵਾਲੀ ਜਗ੍ਹਾਂ ਸਾਫ or ਸਹੀ ਹੋਣੀ ਚਾਹੀਦੀ ਹੈ।
12. ਲੋਕਾਂ ਦਾ ਧਿਆਨ ਖਿੱਚਣ ਲਈ ਭਾਸ਼ਣ ਵਿੱਚ ਕਿਤੇ-2 ਹੋਸਣ ਵਾਲੀ ਸੱਭ ਜਾਂ ਜੋਕ ਵੀ ਸ਼ਾਮਿਲ ਕਰ ਲੈਣਾ ਚਾਹੀਦਾ ਹੈ।
13. ਸ਼ਬਦਾਂ ਦਾ ਉਚਾਰਣ ਸਹੀ or ਸਪਸ਼ਟ ਹੋਣਾ ਚਾਹੀਦਾ ਹੈ। ਗੱਲਤ ਉਚਾਰਣ ਨਾਲ ਗੱਲਤ ਮੱਤਲਵਾ ਨਿਕਲਦਾ ਹੈ ਜਿਸ ਨਾਲ ਸਾਰਾ ਭਾਸਣ ਖਰਾਬ ਹੋ ਸਕਦਾ ਹੈ।
14. Speaker ਨੂੰ ਤਕਰੀਬਨ ਇਕ ਮਿੰਟ ਵਿੱਚ 130 word speed ਨਾਲ ਬੋਲਣਾ ਚਾਹੀਦਾ ਹੈ ਜਿਸ ਨਾਲ ਪੂਰੀ audience ਨੂੰ ਹਰ word ਸਮਝ ਆ ਸਕੇ। ਇਹ ਨਾਂ ਹੀ ਜਿਆਦਾ ਤੇਜ ਹੋਣਾ ਚਾਹੀਦਾ or ਨਾ ਹੀ slow.
15. ਲੋਕਾਂ ਨਾਲ ਗੱਲ ਕਰਦੇ ਸਮੇਂ ਅਸਲੀ ਗੱਲਾਂ ਹੀ ਕਰਨੀਆਂ ਚਾਹੀਦੀਆਂ ਹਨ।
16. Audience ਨੂੰ ਆਪਣੇ ਜਿਹਾ ਹੀ ਸਮਝਣਾ ਚਾਹੀਦਾ ਹੈ or ਉਸਨੂੰ respect ਦੇਣੀ ਚਾਹੀਦੀ ਹੈ।
17. Audience ਉਸ ਦੇ ਵਿਚਾਰਾਂ ਨੂੰ ਧਿਆਨ ਨਾਲ ਸੁਣਨਾਂ ਚਾਹੀਦਾ ਹੈ।
18. ਭਾਸਣ ਅਜਿਹਾ ਹੋਣਾ ਜਿਸ ਨਾਲ audience ਅਸਪਣੀ responsibility ਦਾ ਅਹਿਸਾਸ ਹੋਵੇ ਜਿਸ ਨੂੰ ਲੋਕ ਆਪਣਾ ਫਰਜ ਸਮਝ ਦੇ ਵਿਚਾਰਾਂ ਨੂੰ accept ਕਰਨ ਉਸ ਵਿੱਚ ਦਿੱਤੀ ਗਈ information ਦਾ ਫਾਇਦਾ ਲੈ ਸਕੇ। ਭਾਸ਼ਣ ਦੇ time ਸਿਰਫ lecture ਹੀ audience ਨੂੰ ਬਹੁਤ ਦੇਰ ਤੱਕ ਬੰਨ ਕੇ ਨਹੀਂ ਬਿਠਾ ਸਕਦਾ। ਕੁੱਝ time ਬਾਅਦ audience ਦਾ ਧਿਆਨ ਇੱਧਰ-ਉੱਪਰ ਭਟਕ ਜਾਂਦਾ ਹੈ, audience ਦਾ ਧਿਆਨ ਖਿੱਚਣ ਲਈ or ਭਾਸ਼ਣ ਨੂੰ interesting ਬਣਾਉਣ ਲਈ ਸਮਝਣ ਦੇ ਤਰੀਕੇ ਬਦਲ-2 ਕੇ ਅਪਣਾਉਣੇ ਚਾਹੀਦੇ ਹਨ।
19. ਭਾਸ਼ਣ ਨੂੰ ਖਤਮ ਕਰਦੇ ਸਮੇਂ ਮੁੱਖ ਗੱਲਾਂ ਨੂੰ ਦੁਬਾਰਾ ਦੁਹਰਾਉਣਾ ਚਾਹੀਦਾ ਹੈ ਜਿਸ ਨਾਲ ਲੋਕ ਉਸ ਨੂੰ ਚੰਗੀ ਤਰ੍ਹਾਂ ਨਾਲ ਸਮਝ ਸਕੇ।

Community ਦੇ ਵਿੱਚ ਵਿਚਾਰਾਂ ਦਾ ਅਦਾਨ-ਪ੍ਰਦਾਨ ਕਰਦੇ ਸਮੇਂ, ਭਾਸ਼ਣ ਦਿੰਦੇ ਸਮੇਂ ਜਾਂ ਗੱਲਾਂ ਕਰਦੇ ਸਮੇਂ ਹੇਠਾਂ ਲਿਖੀਆਂ ਗੱਲਾਂ ਦਾ ਧਿਆਨ ਰੱਖਣਾ ਚਾਹੀਦਾ ਹੈ।

1. Speaker ਨੂੰ ਭਾਸ਼ਣ start ਕਰਨ ਸਮੇਂ ਕਿਸੇ interesting ਲੋਕਾਂ ਦਾ ਧਿਆਨ ਖਿੱਚਣ ਵਾਲੇ ਤਰੀਕੇ ਨਾਲ start ਕਰਨਾ ਚਾਹੀਦਾ ਹੈ ਜਿਸ ਨਾਲ audience ਵਿੱਚ ਅੱਗੇ ਦੀਆਂ ਗੱਲਾਂ ਨੂੰ ਸਮਝਣ ਦੀ ਇੱਛਾ ਬਣੀ ਰਹੇ।
2. ਭਾਸ਼ਣ ਵਿੱਚ ਜੋਰ, ਮੁਹਾਵਰੇ, ਸੇਅਰ or poetry ਆਦਿ ਹੋਣੀ ਚਾਹੀਦੀ ਹੈ।
3. ਭਾਸ਼ਣ ਦਿੰਦੇ ਸਮੇਂ time ਦਾ ਧਿਆਨ ਰੱਖਣਾ ਚਾਹੀਦਾ ਹੈ।

4. ਭਾਸ਼ਣ ਦੇਣ ਲਈ ਪੂਰੀ ਤਿਆਰੀ ਹੋਣੀ ਚਾਹੀਦੀ ਹੈ or ਬੁਲਾਏ ਗਏ ਸਥਾਨ ਤੇ ਪਹੁੰਚ ਕੇ ਸਾਰੇ ਰੂਲਸ ਅਪਣਾਉਣੇ ਚਾਹੀਦੇ ਹਨ।

ਭਾਸ਼ਣ ਦਿੰਦੇ ਸਮੇਂ ਧਿਆਨ ਨਾਂ ਕੱਰਨ ਯੋਗ ਗੱਲਾਂ :

1. ਕਦੇ ਵੀ rotative point ਜਾਂ sorry feel ਕਰਨ ਨਾਲ ਭਾਸ਼ਣ ਦੀ starting ਨਹੀਂ ਕਰਨੀ ਚਾਹੀਦੀ ਹੈ।
2. ਜਰੂਰਤ ਤੋਂ ਜਿਆਦਾ ਮਿਲਜੁਲ ਕੇ or ਬਿਨਾਂਮਤਲਬ ਦੀਆਂ ਗੱਲਾਂ ਨਹੀਂ ਕਰਨੀਆਂ ਚਾਹੀਦੀਆਂ ਹਨ।
3. ਖੋਖਲੀਆਂ ਗੱਲਾਂ ਨਹੀਨ ਕਰਨੀਅ ਚਾਹੀਦੀਆਂ।
4. ਹਰ ਗੱਲ ਵਿੱਚ ਅਸਲੀ ਬਾਤ ਹੋਣੀ ਚਾਹੀਦੀ ਹੈ।
5. ਖੋਖਲੀਆਂ ਗੱਲਾਂ ਕਰਨ ਨਾਲ speaker audience ਦੀਆਂ ਨਜਰਾਂ ਵਿੱਚ ਡਿੱਠਾ ਜਾਂਦਾ ਹੈ।
6. ਕਿਸੇ ਵੀ ਗੱਲ ਦੇ ਬਾਰੇ ਵਿੱਚ ਅਫਾਅਹ ਨਹੀਂ ਫੈਲਾਈ ਚਾਹੀਦੀ।

BIBLIOGRAPHY

1. A Community Health Nursing Manual, Trained Nurses Association of India, New Delhi.
2. Chalkley AM. A Textbook for the Health Worker (Vol. I and Vol. II). New Age International (P) Limited, Publishers, New Delhi.
3. Guidelines of National Rural Health Mission, 1-12-2000 Ministry of Health and Family Welfare, Govt. of Punjab.
4. Modules for Health Worker Female (ANM), National Institute of Health and Family Welfare, New Delhi.
5. Park K. Essentials of Community Health Nursing, Banarsidas Bhanot Publishers.
6. Sandhy GK. Essential of Health Centre Management. Lotus Publishers, 1st edition.
7. Shagufa SS, Pasricha RS. Hygiene and Public Health. Lotus Publishers, Jalandhar.
8. Shagufa SS. Health Education Communication. Lotus Publishers, Jalandhar.

Journal

- Yojana, Volume 53, Seem, Tarun National Rural Health Mission.